DE LA SUPPRESSION

DU

CRISTALLIN TRANSPARENT

DANS LE TRAITEMENT

DE

La Myopie stationnaire élevée et de la Myopie progressive

PAR

Le Dr HENRI MATHIEU

CHEF DE CLINIQUE DU DOCTEUR ABADIE

« Notre dessein a été d'être aussi utile qu'il dépen-
doit de nous, et la bonté de l'intention excusera le
peu de valeur de cet ouvrage ».
RÉVEILLÉ-PARISE. — Hyg. ocul., 1816, p. 13.

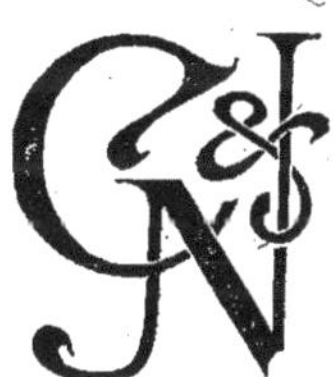

PARIS

GEORGES CARRÉ ET C. NAUD, ÉDITEURS

3, RUE RACINE, 3

—

1899

DE LA SUPPRESSION

DU

CRISTALLIN TRANSPARENT

DANS LE TRAITEMENT

DE

La Myopie stationnaire élevée et de la Myopie progressive

PAR

Le Dr HENRI MATHIEU

CHEF DE CLINIQUE DU DOCTEUR ABADIE

« Notre dessein a été d'être aussi utile qu'il dépen-
doit de nous, et la bonté de l'intention excusera le
peu de valeur de cet ouvrage ».

Réveillé-Parise. — Hyg. ocul., 1816, p. 13.

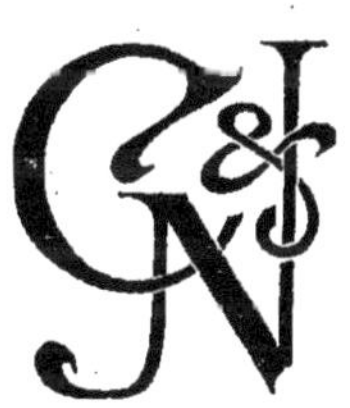

PARIS

Georges CARRÉ et C. NAUD, Éditeurs

3, rue racine, 3

—

1899

INTRODUCTION

Lorsqu'en février dernier, M. le Dr ABADIE nous proposa d'étudier, comme sujet de thèse, l'action de la suppression du cristallin sur la myopie, nous acceptâmes avec d'autant plus d'empressement que depuis l'excellente thèse de BOUCHARD (1892), cette question n'avait plus été traitée à la Faculté. Au moment de déposer ce travail nous pouvons constater qu'il n'en est plus de même et que nous avons été devancé par deux de nos collègues, BAUDOT en juillet, MARÉCHAL en novembre 1898 (1).

Une autre raison nous fit accepter ce sujet. Lorsque BOUCHARD écrivit son mémoire, cette question venait d'être remise à l'ordre du jour, aussi la bibliographie n'était-elle encore qu'à l'état embryonnaire ; notre intention était donc de rechercher ce qui depuis 1892 avait été écrit sur ce mode de traitement. Nous ne prétendons nullement avoir noté

---

(1) Lorsque nous eûmes connaissance de ces deux publications, notre travail était trop avancé pour être abandonné : nous pensons d'ailleurs qu'il ne fera pas double emploi : les points de vue auxquels nous nous sommes placés n'étant pas les mêmes.

tous les travaux concernant cette opération, nous avons même volontairement laissé de côté un certain nombre d'indications bibliographiques hollandaises, russes et même allemandes ; n'ayant pu les contrôler nous-même, nous n'avons pas voulu les faire entrer dans notre Index.

Frappé des résultats obtenus chez une malade de M. ABADIE (Obs. IV), nous avons tenu à préciser de notre mieux les indications, les contre-indications et la technique de cette opération afin d'éviter les accidents qu'une intervention non justifiée et mal dirigée pourrait provoquer. Nous avons recherché ces renseignements dans les mémoires originaux toutes les fois que nous avons pu nous les procurer. Nous avons été aidé dans ce travail par M. le D^r von HIPPEL, professeur à l'Université de Halle, qui, avec une extrême obligeance, nous transmit ses observations et nous adressa gracieusement une monographie publiée par lui en 1897 : qu'il daigne accepter l'expression de toute notre gratitude (1).

M. le Dr DARIER, directeur de la *Clinique ophtalmologique*, a droit aussi à tous nos remerciements. Il a eu l'amabilité de nous confier des statistiques manuscrites émanant de 14 auteurs, entre autres, VOSSIUS, PERGENS, LAQUEUR, SCHANZ, LAGLEYZE, DUBARRY, VALUDE, etc.

A l'aide de ces documents nous avons essayé de résumer

____

(1) M. le Dr Fukala (de Vienne) nous a ces jours-ci annoncé une réponse prochaine à notre lettre. Nous aurons malheureusement le regret de ne pouvoir tirer parti de ses renseignements qui ne nous sont pas encore parvenus au moment de mettre sous presse ; mais nous ne l'en remercions pas moins de l'accueil fait à notre demande.

en un tableau les résultats obtenus au moins *deux ans* après l'opération. Déjà nous avions éliminé de nos observations personnelles toutes les interventions ne remontant pas au moins à 8 mois, sans quoi nous aurions fourni un total de 18 observations inédites. Nous avons pu nous procurer l'adresse de 3 des 6 malades de M. ABADIE cités par BOUCHARD en 1892 ; 1 seulement sur 5 nous a répondu : nous avons eu en revanche des nouvelles d'une autre opérée de 1892 qui travaille aujourd'hui sans lunettes.

Dans une lettre du 24 novembre, le Dr PFLUEGER, de Berne, nous annonce qu'il « possède des résultats superbes datant de 1891, 1892, 1893, et plus tard, qui ne laissent pas autre chose que de se rattacher aux partisans de l'opération ». Il n'a pu à notre grand regret nous les communiquer, étant chargé du rapport sur la myopie au congrès de la Société française d'ophtalmologie de cette année.

Un récent travail du Pr FRÖHLICH, de Berlin, nous permet d'établir une comparaison entre les décollements rétiniens spontanés et les décollements post-opératoires et de tirer de là quelques déductions pratiques.

Mais avant d'indiquer le plan que nous avons adopté dans notre thèse, nous tenons à adresser à tous nos maîtres soit de la Faculté, soit des Hôpitaux, nos sincères remerciements. Ils nous laisseront cependant commencer par celui de nos maîtres qui, n'appartenant ni à l'une ni aux autres, ne nous en a pas moins prodigué sans cesse ses excellents conseils, s'efforçant de mettre à notre portée ses connaissances cliniques, nous voulons parler de notre cher père ; aussi sommes-nous heureux de pouvoir lui rendre publiquement hommage.

Qu'il nous soit maintenant permis d'honorer un mort, le Dr HANOT qui pendant un an, au chevet des malades, nous enseigna avec une sollicitude toute paternelle les principes de l'auscultation.

Nous adressons à M. le Dr TAPRET, médecin à l'hôpital Lariboisière, dont l'amitié nous fut précieuse pendant toutes nos études, l'expression de notre reconnaissance.

Que nos autres maîtres en médecine, MM. les Drs FERRAND, ROBIN, LANCEREAUX, RENDU, veuillent bien accepter nos remerciements.

Nous garderons un souvenir ineffaçable du Dr GILBERT qui, tant dans son service qu'à son cours nous enseigna l'art de formuler.

Pendant plusieurs mois passés à l'hôpital des Enfants et à l'hôpital Trousseau nous avons eu la bonne fortune de suivre les Drs SEVESTRE et VARIOT et d'étudier près d'eux la clinique infantile.

Que M. le Dr PORAK, accoucheur de la Maternité, reçoive tous nos remerciements pour le bienveillant accueil que nous avons trouvé dans son service d'accouchements de la Charité.

Nos maîtres en chirurgie, M. le Pr TILLAUX, MM. les Drs QUÉNU, SÉBILEAU, CAMPENON, ont également droit à toute notre reconnaissance. Nous remercierons tout spécialement M. le Dr WALTHER qui fut toujours pour ses élèves et pour nous en particulier un ami autant qu'un maître. Nous adressons également nos remerciements à M. le Dr REMY qui nous fit l'honneur de nous accueillir dans son laboratoire et dans son service de chirurgie de la Maison départementale de Nanterre.

Depuis que nous étudions spécialement l'ophtalmologie, nous avons contracté une bien forte dette envers MM. les Drs Abadie et Trousseau ; pendant notre séjour aux Quinze-Vingts, M. le Dr Trousseau nous aida souvent de ses conseils et commença à nous initier aux délicates opérations d'oculistique.

Nous avons enfin eu l'honneur de passer près du Dr Abadie dix-huit mois, dont dix comme chef de clinique. Nous avons toujours trouvé près de notre maître un accueil sympathique dont nous le remercions sincèrement.

Que nos collègues à la clinique, MM. Dupuy-Dutemps, interne à l'hôpital Tenon, et W. Frogier reçoivent tous nos remerciements pour leur précieuse collaboration et qu'ils croient à notre sincère amitié.

DIVISIONS

Après un historique dans lequel nous avons cherché à démontrer que si l'idée de cette opération remonte au xviii° siècle, l'exécution semble n'être pas antérieure à 1858, nous cherchons dans un deuxième chapitre à l'aide de quelques données d'optique la justification théorique de l'opération. Dans un œil myope devenu aphaque, la réfraction est diminuée ; l'image rétinienne, d'autre part, est augmentée, tandis que les verres concaves forts la rapetissent.

Le chapitre iii est l'exposé des divers procédés opératoires qui peuvent se ramener à 2, la discission suivie de l'extraction, et l'extraction simple : nous rappelons là que si certains auteurs emploient *exclusivement* la discission, d'autres ne veulent pas abandonner l'extraction simple ; qu'enfin il y a ceux que nous nommons « les éclectiques » et qui, suivant des indications fournies par l'âge, ont recours à un procédé ou à l'autre. La question de l'utilité de l'iridectomie y est étudiée ; de même celle de l'unilatéralité ou de la bilatéralité de l'opération.

Le chapitre iv est consacré aux indications et aux

contre-indications. Nous nous sommes attaché à démontrer
que la première indication doit être tirée de la condition
sociale de l'individu; que l'âge n'a pas une importance
capitale; que si pour une myopie stationnaire, la limite
inférieure, à partir de laquelle on doit opérer, reste encore
assez élevée, cette limite s'abaisse au contraire dans la
myopie progressive, et loin de faire, comme beaucoup d'auteurs, une contre-indication des lésions choroïdiennes, nous
en tirons des indications dans la plupart des cas.

Plus l'acuité visuelle aura été bonne avant l'intervention, meilleurs seront les résultats; mais puisqu'on a vu
souvent une acuité très faible être sensiblement améliorée,
au point de permettre à l'opéré de travailler, on ne doit
pas se laisser arrêter par le mauvais état de l'acuité *seul*.

Enfin l'indication à l'opération dépendra de l'état de
l'autre œil.

Nous avons scindé en deux le chapitre v, afin de
montrer l'état de la réfraction et de l'acuité d'abord dans
les jours qui suivent l'opération, ensuite un an au moins
après. Pour répondre aux objections de ceux qui ne vou-
draient pas considérer ces résultats comme définitifs, nous
avons recherché dans les statistiques indiquées plus haut
les résultats fournis par l'opération après 2 et 3 ans, quelquefois 5 et 6 ans. Nous avons enfin remarqué plusieurs
fois une légère diminution de volume de l'œil aphaque.

Les complications à craindre à la suite de l'opération
sont au nombre de 3, l'infection, le glaucome et le décollement rétinien au sujet duquel nous faisons d'après
Fröhlich une comparaison entre les décollements spontanés
et les décollements post-opératoires.

Dans les conclusions enfin nous essayons de démontrer que cette opération judicieusement pratiquée rend de très grands services; mais qu'il ne faut pas la considérer comme une opération bénigne. Elle est au contraire d'une exécution délicate, c'est pourquoi nous insistons sur les indications et le manuel opératoire.

CHAPITRE PREMIER

HISTORIQUE

Depuis longtemps déjà l'attention des oculistes avait été attirée sur ce fait que lorsqu'on opérait de cataracte un œil fortement myope, très souvent cet œil pouvait dans la suite lire sans le secours d'aucun verre. Cette idée, appuyée plus tard sur les données d'optique précises, a peu à peu amené les chirurgiens à proposer l'extraction du cristallin *transparent* comme mode de traitement de la myopie forte. C'est l'historique de l'évolution de cette idée que nous allons essayer d'esquisser brièvement ici.

Au commencement du xviiie siècle, BOERHAAVE (1), 1708, semble avoir le premier constaté l'action efficace de l'extraction du cristallin *cataracté* chez les myopes. Après l'étude de « *problemata infinita jucundissimæ solutionis* », il se pose la question suivante :

« *Decimo. Quœritur cur myops a cataracta per opera-tionem curatus non indigeat vitris convexis ut alii? Lente suppressa, focus in puncto a cornea remotiori figitur, ut in retinam ipsam incidat, qui antea ante retinam colligebatur* ».

---

(1) De morbis oculorum prædilectiones publicæ....., p. 231.

En 1770, Deshais-Gendron (1) constate également les bons effets de l'extraction de la cataracte sur la myopie, mais n'en tire aucune déduction pratique.

Il faut arriver jusqu'à l'abbé Desmonceaux pour entendre nettement proclamer l'efficacité de cette opération dans le *traitement* de la myopie forte sur des yeux *non cataractés*. Depuis le jour où le Dr Vacher a proposé d'appeler « opération de Desmonceaux » ce qui est aller un peu loin, l'intervention qui nous occupe, les auteurs discutent pour savoir si Desmonceaux l'a pratiquée lui-même. Comme nous le verrons plus loin, il est certain qu'il n'a jamais fait d'extraction de cristallin ; mais il a le premier indiqué nettement la possibilité de cette opération et ses conséquences pratiques. Nous citerons à titre de document dans notre *supplément* (p. 100) deux passages de ses Œuvres qui suffiront probablement à convaincre ceux qui contestent ce mérite à Desmonceaux.

Ce premier point établi, il est difficile, sinon impossible, de dire le nom du chirurgien qui le premier serait intervenu pour combattre une myopie élevée. Otto attribue à JANIN cet honneur, se fondant sur le passage suivant d'une lettre que Desmonceaux lui aurait adressée en 1772 : « Comme ministre de la religion, je sais que les incisions ne conviennent pas à mon état, j'avoue que je n'aurais pas le courage de les faire (2). Aussi, lorsque je suis forcé de

---

(1) Tome II, p. 336.

(2) Nous avons bien là une preuve que Desmonceaux n'a jamais pratiqué lui-même l'opération qu'il préconise.

cornée et la discission à l'emploi de l'aiguille en serpe qui est d'un maniement dangereux. Il fait à l'aide d'un couteau de De Græfe long et étroit une ponction cornéenne puis une discission en croix de la cristalloïde antérieure. Il fait remarquer que l'ouverture de la chambre antérieure laissant échapper l'humeur aqueuse, l'iris se trouve en contact immédiat avec le couteau qui risque de l'entamer. Cette discission se fait dans presque toute la longueur du diamètre vertical pupillaire, lacérant également le cristallin des deux côtés de la brèche ainsi faite ; de cette façon les masses gonflées les jours suivants par imbibition d'humeur aqueuse pourront s'échapper facilement dans la chambre antérieure et diminuer ainsi les risques de phénomènes glaucomateux.

Après ce premier temps, instillation d'atropine à 2 pour 100 et surveillance du malade.

Moment opportun pour l'extraction. — L'intervention est indiquée lorsque l'on constate des phénomènes d'irritation ciliaire (cornée pointillée, injection, douleurs), ces phénomènes se produisent rarement avant le troisième ou le cinquième jour. D'ailleurs, Fukala conseille de temporiser le plus possible pour l'extraction, les masses évacuées n'en seront que plus considérables.

Choix du point à ponctionner. — Le choix du point de la cornée où se fera la ponction est de la plus haute importance ; néanmoins, Fukala juge inutile de tenir compte de l'astigmatisme et par conséquent du rayon de courbure, car l'amélioration de l'acuité visuelle par les cylindres dans la myopie forte n'est pas grande. Le motif qui engage à bien choisir ce point où se fera la ponction est le besoin de s'éloigner de la plaie capsulaire afin d'éviter un enclavement des débris de la capsule : l'incision au niveau du limbe aurait encore l'inconvénient de favoriser un enclavement de l'iris et de nécessiter l'iridectomie. « Donc, faire l'incision à deux ou trois millimètres du limbe, là où elle est le plus éloignée des bords de la plaie capsulaire (examen préalable et minutieux à la loupe) pour éviter un pincement, à la fois de la capsule et de l'iris ».

Du nombre d'interventions. — Une seule incision suffit rarement, car si la pupille devient immédiatement d'un beau noir, ce résultat n'est pas durable, les masses cristalliniennes, périphériques cette fois, remplissant les jours suivants le champ pupillaire. Fukala a fait deux et trois ponctions, mais toujours en ayant soin de se tenir éloigné des débris capsulaires visibles.

Choix de l'instrument. — Le meilleur instrument est un couteau lancéolaire à lame étroite et longue. Le dos de l'instrument s'appuyant légèrement contre la capsule postérieure, l'écoulement des masses cristalliniennes ramollies se fait le long de la surface antérieure de la lame. On peut ainsi arrêter un écoulement toujours possible du vitré.

Tels sont les préceptes donnés récemment par Fukala. Les différents chirurgiens qui ont pratiqué cette opération n'ont guère apporté à cette technique que des modifications de détail, sur le choix du point à ponctionner et du couteau à employer, car du choix de l'instrument dépendra la dimension de l'incision.

L'utilité de l'iridectomie fait l'objet de nombreuses discussions.

HAAB de Zurich est un des rares chirurgiens employant encore deux aiguilles pour déchirer la capsule (1894).

PFLUEGER, après discission à l'aiguille de Bowmann et trituration du cristallin, pratique l'extraction des masses en faisant l'incision le plus possible au niveau du limbe. Cette trituration a pour but de hâter le ramollissement et la sortie de la lentille, car, plus ce ramollissement et cette sortie de la lentille se font rapidement, moins les altérations secondaires de la capsule sont fréquentes et intenses.

Mais, si, par hasard, il a constaté de l'astigmatisme, il incise la cornée perpendiculairement à son méridien le plus courbe. « Si l'astigmatisme, dit-il, se corrige insuffisam-
« ment par les verres dans les myopies fortes, dans l'apha-
« kie, au contraire, les verres concaves ne rapetissant plus
« les images, il est possible à l'aide de cylindres de corriger
« très exactement cette amétropie ».

L'évacuation doit se faire avec grande précaution car il faut éviter avant tout la sortie du vitré : c'est pourquoi Pflueger rejette la manœuvre recommandée par Fukala, qui consiste à laisser les masses s'écouler sur la face antérieure de la lame. Ce procédé peut faire craindre de déchirer la capsule postérieure contre la pointe. Pour Pflueger, l'issue du vitré est pour beaucoup dans le décollement rétinien ultérieur.

On ne doit pas adopter comme règle l'opération bilatérale, car il faut savoir déjà ce que sont devenus en 10 ans les yeux de l'opéré. En cela, Pflueger est de l'avis de Vacher.

Von Hippel, après atropinisation, fait une discission très large en croix avec l'aiguille de Bowmann et pénètre le plus profondément possible dans le cristallin pour avoir un ramollissement et un écoulement à peu près égal dans toute la substance cristallinienne. Il n'y a, d'après Hippel, rien à redouter des symptômes glaucomateux même chez les myopes âgés ; les fortes douleurs de tête unilatérales, les nausées, les vomissements sont dissipés après l'évacuation.

Il est sinon impossible, du moins très difficile, de fixer d'avance une date pour l'extraction, car pour des discissions de même dimension chez le même individu le ramollissement de la lentille se fait avec une rapidité variable. Chez des sujets de même âge aussi, on compte environ de 3 à 20 jours entre la discission et l'extraction, et, dans les cas les plus rapides, de 4 à 8 jours.

La meilleure évacuation se fait à la lance, après une incision linéaire de 6 millimètres de long au niveau du limbe (sauf dans les cas d'astigmatisme où l'on suivra les indications de Pflueger). L'iris est maintenu en place par la face postérieure de la lance, ce qui évite un enclavement. Mais il y aurait un inconvénient à vouloir faire une évacuation trop complète ; outre qu'on risquerait de crever la cristalloïde postérieure, le succès, malgré l'excellence du résultat immédiat, serait loin d'être définitif, car, dans ce cas, le champ pupillaire est troublé bientôt par les masses cristalliniennes restantes qui avaient été refoulées sur le côté, d'où la transparence momentanée de la pupille. En outre, le vitré s'écoulant peut compromettre la réunion des lèvres de la plaie cornéenne et donner lieu à un enclavement. L'iridectomie est inutile, si ce n'est pour remédier à l'enclavement (1).

GELPKE et BILHER (2) recommandent une discission, toujours à l'aiguille de Bowmann. Cette première discission doit toujours être superficielle pour éviter un trop rapide gonflement des masses cristalliniennes. Souvent, une deuxième discission plus profonde est nécessaire. Le moment choisi par ces auteurs est celui *où toute trace d'irritation aura disparu.* S'il survenait une augmentation de tension avant le moment opportun à l'extraction, on aurait recours à l'ésérine. Au contraire, pendant toute la durée de l'extraction, qui se fait à la lance et sans le secours d'aucun autre instrument, on emploie les mydriatiques d'une façon continue.

L'iridectomie n'est que rarement indiquée, si ce n'est dans le cas où l'évacuation des masses cristalliniennes ne suffirait pas à arrêter les poussées glaucomateuses.

O. MAGEN (Breslau) constate, avec Hippel (3) et Sattler,

---

(1) En 1898, au Congrès de Heidelberg. V. Hippel semble vouloir réserver la discission pour les enfants et préférer pour l'adulte l'extraction immédiate, et, afin d'augmenter la rapidité de la guérison, il propose de faire la plaie cornéenne un peu plus grande pour l'extraction du cristallin.

(2) *Beiträge zu Augenheilkunde*, n° 28, tome III.

(3) « J'ai, au début, communiqué mes observations à mes confrères pour savoir s'il fallait soumettre les vieillards à cette opération ; mais j'en fus bientôt persuadé, car, dans la myopie excessive, le processus de sclérose du cristallin ne se produit généralement pas ; aussi, par suite de l'absence de noyau, survient-il généralement après la discission un trouble et un ramollissement égal à celui que l'on rencontre sur de jeunes yeux. » VON HIPPEL. *Loc. cit.*

C'est ce qui permit à cet auteur d'opérer d'abord des myopes entre 40 et 50 ans, puis entre 50 et 60, et enfin entre 60 et 70.

que dans les myopies très fortes, le cristallin, même chez les vieillards, ne présente pas de noyau dur et par conséquent réagit à la discission tout autant que le cristallin des jeunes myopes. Aussi prescrit-il la discission simple dans tous les cas, même chez l'adulte.

Il considère l'opération des deux yeux comme l'opération idéale donnant une bonne vision binoculaire.

Otto, dans son mémoire, donne la technique adoptée par Sattler, de Leipzig. Sattler fait une discission large suivie, huit ou quinze jours après, d'une ou deux extractions linéaires à la pique, mais en évitant de toucher la cristalloïde postérieure. Il fait quelquefois des lavages de la chambre antérieure.

En 1898, au congrès de Heidelberg, Sattler dit préférer l'extraction simple à la discission chez l'adulte. Il pratique l'incision à la pique, la capsulotomie au kystitome très aiguisé et l'évacuation à la curette de Daviel.

Il a quatre fois, chez des malades porteurs de cataractes au début, pratiqué avec le plus grand succès l'extraction linéaire après iridectomie préalable et trituration de la lentille.

Chez les enfants, il préfère la discission simple et la résorption spontanée consécutive.

Le procédé indiqué en 1893 par Schweigger (1) est le même que pour la cataracte chez les jeunes sujets. Large déchirure cristallinienne avec une aiguille à cataracte. Si la résorption se fait tranquillement, il suffit d'employer

---

(1) *Soc. de méd. interne de Berlin*, 3 mai 1893. (*Médecine moderne.*)

l'atropine durant six mois ; l'enfant abandonne l'école pendant quelque temps, l'œil non opéré demandant des ménagements. Un traitement approprié vient à bout des phénomènes inflammatoires violents et la guérison peut être obtenue en quatre semaines. L'évacuation deviendra nécessaire si la chambre antérieure se remplit de masses gonflées. Alors, *à 2 millimètres au-dessus du bord inférieur* de la cornée, ouverture à la lance et évacuation à la spatule par une pression légère. Les fragments cristalliniens se résorbent peu à peu.

L'iridectomie est tout à fait superflue.

SCHIRMER pratique la discission sans iridectomie.

Dans le cas publié en 1891 d'une institutrice de 28 ans, myope de naissance et ayant des staphylomes postérieurs moyens avec quelques foyers atrophiques, SCHROEDER, après iridectomie préalable, pratiqua la discission, puis, comme les masses cristalliniennes se tuméfiaient rapidement, il les évacua le quatrième jour ; deux mois après, les dernières masses étaient résorbées, et cette myope de 20^D devenait *emmétrope.* Son acuité de 0,1 monta à 0,2.

PERGENS, « afin de donner une plus grande acuité visuelle dans la vue de près », opère les deux yeux, mais successivement et à intervalles éloignés.

Pour DUBARRY, du Havre, l'œil supporte mieux l'opération si elle est répartie en plusieurs séances. Il préfère la discission parce que l'opération est moins brutale. « Le vide produit par l'évacuation répétée des masses à quelques jours de distance est moins brusque que si on enlève le cristallin tout entier en une seule fois. La pression artérielle est plus contrebalancée et, par ce fait, on a bien moins de chances de voir survenir soit des hémorragies, soit des décollements rétiniens après l'intervention et par le fait même de l'opération. La discission toutefois devrait, il me semble, céder le pas à l'extraction, si chez le malade à opérer nous supposions, à cause de l'âge du sujet, un noyau cristallinien en formation... ».

THIER fait une large discission dans *toute l'épaisseur* du cristallin avec le couteau et déclare qu'avec une bonne antisepsie il n'y a rien à craindre de la présentation du vitré au dehors (1). En 1898, il dit que tout en faisant l'extraction des cataractes molles au couteau lancéolaire, il ne se déciderait à le faire dans les myopies fortes, que si le malade était docile et les masses faciles à expulser.

Vossius, dans 27 cas qui tous ont réussi et n'ont pas donné lieu à des décollements, emploie les discissions répétées à intervalles de plus d'une semaine ; ensuite il laisse le cristallin se résorber, ou fait suivre la première discission d'une ou plusieurs ponctions de la chambre antérieure.

Pour HIRSCHBERG, le grand danger de l'opération est la menace non d'une infection mais d'un décollement de la rétine ; or l'auteur a opéré de cataractes beaucoup d'yeux fortement myopes sans jamais voir de décollements; il croit donc que le grand nombre d'accidents de ce genre est le résultat d'une faute opératoire, et en particulier de discissions trop nombreuses.

Sa technique sera donc la suivante : s'efforçant de tou-

______

(1) Congrès d'Edimbourg, 1894.

jours conserver une pupille ronde et de n'intervenir qu'*une* fois chez l'enfant, *deux* chez l'adulte, après dilatation de la pupille, il discisse chez l'enfant la capsule et les couches cristalliniennes antérieures. L'emploi modéré d'atropine est continué pendant 2 ou 3 mois, et au bout de ce temps la résorption est complète. Une incision trop petite produirait de l'irritation et empêcherait la résorption totale. Bien entendu, s'il survenait de l'hypertonie, on pratiquerait l'évacuation à la lance.

Chez l'adulte, discission en croix et, cinq jours après, extraction à petit lambeau. On peut de la sorte extraire tout le cristallin. Si, au contraire, on employait le couteau lancéolaire, il resterait des masses considérables pour l'évacuation desquelles une nouvelle intervention serait nécessaire ; il pourrait alors se produire une nouvelle poussée d'hypertonie, nécessitant l'emploi continu d'ésérine et même l'iridectomie. Le prolapsus du vitré serait à craindre après une nouvelle discission jusque dans le vitré. Ayant vu survenir un décollement à la suite de 4 discissions, Hirschberg croit pouvoir affirmer que « le décollement se produit tout aussi bien après des discissions trop fréquentes dans le vitré, qu'à la suite de la procidence de ce dernier (1) ».

Avec Hirschberg, nous nous rapprochons sensiblement des partisans de l'extraction pure et simple du cristallin transparent, mais, avant d'aborder la technique de ce pro-

---

(1) « Man lavirt dabei zwischen der Scylla der Drucksteigerung und der Charybdis des Glaskörpervorfalles d. h. der Gefahr später Netzhautablösung.» HIRCHSBERG. *Compte rendu du Congrès de Moscou*, 1897, p. 174.

cédé, qu'il nous soit permis de parler des « éclectiques »,
de ceux qui ont recours tantôt à l'extraction, tantôt à la
discission d'après des indications que nous allons voir, et
nous exposerons à cette occasion la méthode de notre
maître, le Dr Abadie.

Lorsque M. Abadie fit sa première communication au
sujet de ce mode de traitement de la myopie, à la Société
d'ophtalmologie de Paris (séance du 6 octobre 1891), il
avait employé le procédé suivant, qu'il a exposé dans la
séance du 5 janvier 1892.

« Après avoir fait une petite ouverture de trois milli-
« mètres environ à la cornée avec le couteau lancéolaire il
« introduit le kystitome et déchire largement la cristalloïde
« antérieure, puis instillation d'atropine et bandeau com-
« pressif. Deux ou trois jours après, il évacue, soit par la
« première ouverture si elle n'est pas complètement obli-
« térée, soit par une autre semblable les couches corticales
« antérieures gonflées, imbibées, blanchâtres ; et presque
« toute la masse cristallinienne s'écoule par la plaie dont
« on déprime la lèvre postérieure avec une petite curette. A
« la suite de cette évacuation la résorption continue et il
« n'y a plus de menaces d'accidents glaucomateux et quel-
« quefois la pupille devient noire sans qu'il soit nécessaire
« de recourir à une nouvelle évacuation. On peut cepen-
« dant la pratiquer comme la première si cela est néces-
« saire ».

Aujourd'hui, M. Abadie a apporté quelques modifications à la méthode employée par lui en 1891. Il est bien
entendu que les contre-indications résultant d'affections de
la conjonctive des paupières ou des voies lacrymales sub-

sistent ici comme pour l'opération de la cataracte. Ces affections sont traitées avant de pratiquer la discission.

Après cocaïnisation (le chloroforme ne servant que rarement dans ce premier temps) on fait un lavage minutieux des paupières et des culs-de-sac avec une solution de sublimé à 1/2000.

L'œil étant bien insensibilisé, on pratique une ponction cornéenne au niveau du limbe à l'aide d'un couteau de De Graefe ordinaire ou à deux tranchants et de dimension moyenne. La pointe du couteau, ainsi introduite dans la chambre antérieure, pratique à la cristalloïde une ou deux déchirures parallèles ; on supprime de la sorte l'emploi du kystitome qui nécessitait une ouverture cornéenne un peu plus large. Après instillation d'atropine on applique sur l'œil un pansement compressif.

Le malade, auquel on prescrit le repos au lit, est examiné attentivement tous les jours.

A) Deux cas peuvent se présenter. Si l'opéré ne souffre pas de l'œil discissé, dans les jours qui suivent l'intervention, si la discission n'a pas été trop étendue et le ramollissement trop rapide, attendre que ces masses soient assez transformées dans leur totalité.

On diminuera autant que possible les interventions.

On passe alors au *deuxième temps* de l'opération qui, bien que délicat, ne présente pas d'ennuis trop sérieux pour l'opérateur, si elle n'a pas été précédée de phénomènes glaucomateux. Si le gonflement et le ramollissement du cristallin s'est produit progressivement sans douleurs oculaires, on insensibilise l'œil à la cocaïne et on introduit un couteau lancéolaire dans la chambre antérieure, suivant le diamètre vertical. On exerce une très légère pression sur l'iris qui est ainsi maintenu par la lame, et tout en évitant le prolapsus irien, on facilite la sortie des masses ramollies dont une partie suit la face antérieure du couteau, le reste est évacué à la curette de Daviel. Cette évacuation doit être aussi complète que possible, mais on doit se contenter d'extraire les masses qui sortent avec la curette sans vouloir enlever malgré tout celles qui résistent, on risquerait ainsi de déchirer la cristalloïde postérieure, chassée en avant par la pression du vitré.

Il est bon d'avoir toujours à sa portée les ciseaux-pinces et la pince à iridectomie en cas de prolapsus.

B) Dans le second cas, ce deuxième temps est avancé et singulièrement plus délicat, c'est-à-dire que lorsque le malade éprouve de violentes douleurs de tête, des nausées, des vomissements, lorsque la pression intra-oculaire augmente, on doit intervenir immédiatement. — L'immobilité absolue du malade étant indispensable, tandis que l'œil présente une sensibilité particulière, on doit employer le chloroforme et pratiquer alors le deuxième temps comme nous l'avons indiqué précédemment.

Les phénomènes glaucomateux cessent immédiatement après cette intervention.

Du choix du moment précis où il faut faire cette évacuation dépend souvent le succès ou l'échec du traitement. Un retard de 24 ou 48 heures seulement suffit à compromettre parfois à jamais la fonction du nerf optique comprimé, et c'est pourquoi cette opération est si délicate : on ne devra donc jamais l'entreprendre si on ne doit pas avoir le malade sous la main pendant quelque temps.

Autrefois, M. Abadie, pour éviter le gonflement trop rapide des masses corticales, recommandait de ne pas déchirer trop largement la cristalloïde; aujourd'hui, l'emploi du chloroforme pour l'extraction a l'avantage de permettre une large incision et par suite un ramollissement plus rapide de la lentille, ce qui supprime plusieurs interventions. Les discissions étroites sont réservées pour les cas où l'on sait ne pas pouvoir suivre le malade pendant les deux ou trois premiers jours après l'opération : dans ce cas, en effet, une trop large discission donnerait naissance à des phénomènes glaucomateux qui seraient peut-être définitifs.

L'évacuation des masses restantes se fait dans une *troisième* et quelquefois *quatrième* intervention.

Jusqu'à 35 ans, en général, M. Abadie emploie la discission suivie d'évacuations.

A 35 ans, il fait la discission avec iridectomie, pour éviter les pincements de l'iris, et enfin après 40 ans il abandonne la discission qu'il remplace par l'extraction simple.

M. Abadie n'opère, en général, que sur un œil. Le second ne l'est que sur la demande expresse du malade, et seulement après qu'on a pu apprécier les résultats de la première opération.

Il ne pratique donc l'iridectomie que sur les malades ayant plus de 35 ans ou lorsqu'il redoute un enclavement de l'iris.

EXTRACTION

Le Dʳ VACHER (1) a proposé comme traitement de la

____

(1) Séance du 3 novembre 1891.

myopie forte et progressive le procédé suivant : Après cocaïnisation et antisepsie rigoureuse (*pansement témoin*), il
fait un lambeau (2/5 de la cornée) supérieur autant que possible en suivant le limbe et, avec la pointe de son couteau à
double tranchant, fait la kystotomie. Il recommande toujours « de tenir grand compte de l'âge du sujet, de la toni-
cité du globe afin de faire une section cornéenne assez étendue pour permettre la sortie facile de la lentille et éviter la
rupture de la zonule ».

Le deuxième temps consiste dans l'extraction qui doit
se faire lentement par pression douce et légère du cristallin,
dont la sortie doit s'effectuer en entier à l'état de masse gé-
latineuse.

Il ne faut pas trop s'attarder à l'évacuation des masses
cristalliniennes restantes ; elles résorbent d'elles-mêmes (1).

Enfin, dans un troisième temps, il fait la réduction de
l'iris.

Pour cela, une irrigation des lèvres de la plaie cornéenne à l'eau boriquée froide fait contracter l'iris et facilite sa rentrée. M. Vacher lave ensuite quelquefois la
chambre antérieure à une solution de sérum physiologique
et applique un pansement à la vaseline iodoformée re-
couvert d'une couche de ouate stérilisée et maintenu par
la gaze collodionnée sur ses bords.

---

(1) « Quelquefois, M. Vacher modifie le deuxième temps de son opération.
Au lieu de faire sortir le cristallin par pression, il l'évacue à la curette le plus
complètement possible, mais en procédant avec la plus grande douceur. Cette
modification aurait pour avantage d'éviter plus sûrement l'issue du corps
vitré. BAUDOT, *Thèse*, Paris, 1898, p. 45.

« Un mot aussi, dit M. Vacher, sur l'iridectomie dont
sont encore partisans un certain nombre d'opérateurs : je la
crois inutile et plutôt nuisible dans la suppression du cristallin transparent : inutile parce qu'elle ne facilite pas l'opération, la gêne au contraire par la petite hémorragie qui
peut se produire, quel que soit le procédé employé, discission ou extraction ; nuisible pour plusieurs raisons :
1° parce qu'elle prive l'opéré d'une pupille ronde, mobile ;
2° parce qu'elle crée une difformité apparente préjudiciable
aux jeunes sujets, surtout aux femmes ; 3° parce que, à
l'inverse de ce qui a été dit par quelques auteurs, elle favo-
rise plutôt le décollement de la rétine qu'elle n'y remédie,
parce qu'enfin elle expose davantage aux blessures avec
pertes du corps vitré quand elle est faite large et très périphérique. Je crois qu'en général il faut respecter l'intégrité
de la membrane irienne (1) ».

On laisse le pansement quelques jours, à moins qu'il ne
soit sali ou que le malade souffre.

Quelquefois il reste dans le champ pupillaire des masses
auxquelles on se dispensera de toucher, elles se résorberont
d'elles-mêmes, d'après Vacher, en trois ou quatre semaines;
après ce temps, intervenir si elles subsistent et gênent la
vision.

Hess, afin de diminuer autant que possible la période
de traitement, enlève dès la première opération autant de
masses cristalliniennes que possible. Au lieu de faire une

---

(1) XIIe Congrès de Moscou. Séance du 11-23 août 1897. *Compte Rendu*,
p. 162.

discission, l'auteur commence par une incision de quatre à cinq millimètres près du limbe, dans la cornée, et, de la pointe de la lame, incise la cristalloïde antérieure au niveau de la pupille. Puis, par une douce pression avec la curette de Daviel, il exprime le noyau et enlève une partie des masses cristalliniennes.

A partir de 45 ans, Hess n'emploie plus la lance, mais le couteau de De Graefe et fait chez les vieillards une inci-. sion un peu plus grande. Le point capital est de faire sortir le plus possible de masses corticales.

M. Vignes (1) pratique toujours l'extraction simple par kératotomie large avec le couteau de De Graefe. « Le troi-« sième jour, dit-il, j'ouvre la plaie par oulotomie et j'ex-« trais toutes les masses corticales apparues depuis l'ex-« traction. Cette pratique diminue les phénomènes réac-« tionnels *a minima*. Mais elle n'empêche pas que souvent « il reste des débris capsulaires gênants pour la vision. « Après la sixième semaine je kératotomise à la lance et ar-« rache les débris à la pince. Cette pratique ne m'a jamais « causé de perte de corps vitré sérieuse. Je ne fais jamais « l'iridectomie parce que le mouvement de résorption des « masses corticales est alors plus lent et parce que, ensuite, « l'image rétinienne est plus diffuse...

'« J'opère toujours monoculairement, et cela sans « craindre que le haut degré d'anisométropie ainsi créé « soit un inconvénient, puisqu'il s'agit de sujets chez les-

____

(1) Congrès de Moscou, 1897. C. R. p. 167.

« quels la fonction binoculaire est si profondément al-
« térée ».

Bien que sujet à de nombreuses critiques chez les jeunes
gens, et surtout chez les enfants, ce procédé de l'extraction
systématique semble plus acceptable que celui d'après
lequel le cristallin est enlevé *dans sa capsule*. M. Vacher l'a
pratiqué avec succès, nous dit-il, mais il est probable qu'il
aura peu d'imitateurs, du moins pour le moment.

Comme conclusion à ce chapitre, nous dirons que les
partisans de la discission sont encore les plus nombreux ;
que tous diminuent le plus possible le nombre des interventions ; que la plupart renoncent à l'iridectomie, et que
presque tous redoutent l'issue du vitré comme pouvant
produire un décollement ultérieur de la rétine.

Nous dirons enfin, avec M. Abadie, avec le Dr Dubarry, qu'à partir d'un certain âge, 40 ans environ, la discission doit faire place à l'extraction simple.

Après MM. Vacher, Pflueger, Abadie, nous conseillerons
d'adopter comme règle générale l'opération unilatérale,
sauf de très rares exceptions : d'ailleurs, *en aucun cas*, les
deux interventions ne doivent avoir lieu le même jour,
comme l'ont fait, à tort selon nous, certains oculistes.

CHAPITRE IV

INDICATIONS ET CONTRE-INDICATIONS

Nous avons vu au chapitre ii quels avantages, au point de vue réfraction, les myopes devaient retirer de l'ablation du cristallin transparent. Cependant, malgré l'attrait que pourrait présenter pour le chirurgien une telle opération, malgré les instances du malade à réclamer ses soins, l'intervention est trop délicate et les résultats trop différents suivant le choix judicieux ou non des sujets pour agir à la légère. C'est un moyen de traitement sérieux, et par cela même capable du plus grand bien comme des plus grands désastres. Il n'est donc pas inutile de chercher à préciser de notre mieux les indications et contre-indications de l'opération.

« Malgré les avantages de l'ablation du cristallin, dit M. Abadie, quel que soit le procédé employé, cette opération doit être envisagée comme une opération sérieuse qui réclame des soins très attentifs. Le malade doit traverser une période pénible pendant laquelle, avant de lui rendre une vision meilleure, on commence par lui enlever celle qu'il a ». Il faudra donc pour cette raison se montrer très prudent.

A) Lorsque par exemple on est en face d'un myope qui comme celui dont il s'agit dans notre observation n° II a dû changer constamment de profession, à cause de sa vue puis a dû renoncer à travailler, il n'y a pas à hésiter, à condition toutefois que l'acuité visuelle soit suffisante, pour que l'opéré retire un certain bénéfice de l'intervention.

Si par exemple nous parcourons nos observations personnelles, nous trouvons dans la première, l'histoire d'une jeune religieuse de 29 ans qui, chargée de l'instruction, dut cesser sa classe à cause de sa vue. Opérée en 1892, elle travaille facilement aujourd'hui et sans lunettes. Dans l'observation III, c'est une ménagère qui ne pouvait pas travailler étant incapable de supporter un verre correcteur quelconque. La malade qui fait le sujet de notre observation fondamentale, l'observation IV, a travaillé d'abord dans les fleurs, puis la broderie fine, à 18 ans ; fatiguée, elle tint des livres et redevint fleuriste jusqu'au jour où elle dut se reposer. L'observation VII est celle d'un employé des Halles, opéré en 1894, qui depuis l'opération exerce facilement sa profession.

Comme on le voit, ces interventions ont été pratiquées chez des myopes de la classe ouvrière, qui, sans cela auraient peut-être fini par être à la charge de la société, tandis qu'aujourd'hui ils vivent de leur travail comme des emmétropes.

Très souvent ces myopes n'ont jamais porté de lunettes ; parfois au contraire ils sont pourvus de verres très forts que d'ailleurs ils ne peuvent garder. Après avoir fixé quelque temps un objet qui leur paraît d'autant plus petit que les verres correcteurs sont plus forts, leur vue se trouble,

ils éprouvent de la diplopie et des phénomènes d'asthé-
nopie de toutes sortes : photopsie, scintillement apparent
dans l'espace, fatigue des yeux, mouches volantes. En général, la lumière un peu vive les blesse, « même à un moment où la sclérotique brillant d'un blanc verdâtre à travers
les milieux amincis semble incapable d'excitation. Ces
malheureux cherchent instinctivement un point de leur
rétine moins malade que les autres et finissent par voir :
mais au bout d'un instant, ils sont fatigués, abandon-
nent, avec un soupir, le livre ou la lorgnette et rentrent dans
le chaos de la vision diffuse ou même dans l'obscurité complète en fermant les paupières. Ils tirent le rideau sur une
scène qui leur coûte autant de malaise qu'elle leur présente
d'attraits » (Landolt).

Donc, première indication, tenir grand compte de la
situation sociale des individus.

B) L'âge joue-t-il un rôle important dans les indications
de l'opération? — Au point de vue du bénéfice que le
malade devra retirer du traitement, il est certain que les
résultats, comme dans toute intervention, seront meilleurs
chez un sujet jeune, 15 à 25 ans par exemple, que chez un
vieillard. — Les premiers opérés de Fukala étaient tous des
jeunes gens, l'un d'eux n'avait même que 8 ans, les deux
premiers myopes soumis à ce traitement par M. Abadie
étaient âgés de 18 et 23 ans. Puis, encouragé par les résultats, M. Abadie pratiqua l'*extraction* chez un malade de
38 ans, sans obtenir de cataracte secondaire, et en ayant au
contraire une pupille bien noire. Un peu plus surpris de ce
dernier succès, il essaya alors de disciser le cristallin d'une
malade de 50 ans, et constata que, contrairement à ce qu'on

aurait pu croire, il n'y avait pas de noyau solide. Le résultat fut le même chez deux myopes de 65 et 70 ans. Après lui, v. Hippel (1), ayant remarqué également que chez les myopes âgés le processus de sclérose cristallinienne ne se produisait probablement pas, conclut que chez les vieillards la discission devait produire les mêmes résultats que chez les jeunes gens ; aussi fit-il successivement subir l'opération de la myopie à 3 sujets de 40 à 50 ans, à 7 de 50 à 60 et enfin à 3 de 60 à 70.

Le Dr Pansier (d'Avignon) pratiqua également trois extractions chez des malades de 65, 70 et même 72 ans.

Au point de vue opératoire, il semble donc ne pas y avoir de limite d'âge à l'opération. Mais, comme nous le verrons au chapitre Complications, il est bon d'être prudent dans ses interventions à un âge avancé, car sachant que « l'importance et l'urgence de l'opération sont beaucoup moindres dès qu'on atteint l'âge moyen de la vie (2) », mieux vaut laisser à un myope stationnaire son amétropie que l'exposer à un décollement de la rétine particulièrement fréquent à partir d'un certain âge. La myopie en effet s'amende avec l'âge ou tout au moins cesse de progresser ; la seule indication chez un malade de 35 ans et au delà sera tirée des progrès constants des lésions choroïdiennes.

« Pour un même degré élevé de myopie, dit M. Panas, l'opération est d'autant plus indiquée que l'individu est jeune, l'expérience ayant démontré combien sont à craindre,

---

(1) *Deutsche med. Wochens.*, 1897. *Loc. cit.*
(2) Abadie. Compte rendu du Congrès d'opht. de Moscou, 1897, p. 167.

par la suite, des complications graves telles que le synchisis vitréen, l'atrophie et l'apoplexie de la macula, la choroïdite disséminée, les cataractes corticales, et par-dessus tout, le décollement spontané de la rétine ».

Pour MAGEN, l'âge n'a en général pas d'importance.

Le Dr VACHER a proposé il y a 3 ans une formule qui a été généralement adoptée pour la conduite à tenir à l'égard des très jeunes myopes : « *La myopie progressant rapidement entre 12 et 16 ans, on peut opérer dès l'âge de 12 ans s'il existe un large staphylome et si le nombre de dioptries dépasse le nombre d'années du sujet* ».

FUKALA a cependant opéré un enfant de 8 ans ; dans le cas de VALUDE (1882), l'enfant présentait à 12 ans une myopie de 18ᴰ.

M. Abadie se refuse à intervenir au-dessous de 12 ans.

Le Dr EM. VON GROOZ (2) n'opère que des individus jeunes ou à l'âge moyen.

Les limites semblent donc être 12 et 50 ans, sous réserve des conditions indiquées plus haut ; on a même dans certains cas à opérer des malades plus jeunes ou plus âgés.

C) Le degré de la myopie fournit également d'importantes indications, bien que SCHMIDT-REMPLER pense que c'est moins le nombre de dioptries qui doit engager à opérer, que la condition sociale et l'infériorité professionnelle de l'individu.

---

(1) VACHER. *Ib.*, p. 196.

(2) Em. VON GROSZ. Association roy. des médec. de Budapesth, 13 et 20 novembre 1897.

Pour Uhthoff, on pourrait dans la myopie héréditaire intervenir à partir de 8^{D}.

Wray n'opère que les enfants atteints de myopie supérieure à 10^{D} et les adultes ayant 12^{D} et plus.

Vossius intervient aussi dans des amétropies supérieures à 12^{D} et a eu à le faire quelquefois seulement chez des enfants pour 10^{D}.

Hess insiste sur ce fait que l'on ne doit opérer qu'à partir de 10^{D} et 12^{D} et écarter *de parti pris* les opérations pour des degrés moindres.

Schweigger pense que le traitement ne convient que lorsque le punctum remotum est à environ 7 centimètres du sommet de la cornée, soit $M = 13^{\text{D}}$, car alors les verres correcteurs ne peuvent plus donner de correction et exigent un effort d'accommodation incompatible avec la myopie forte.

Schrœder donne également 13^{D} comme limite inférieure extrême, tandis que Sattler cité par Otto indique 12 à 14^{D}.

Magen fournit les mêmes indications que Hess.

Em. von Grosz n'opère que les myopies supérieures à 14^{D}.

Le Pr Fener (Budapesth, 1897) intervient au delà de 15^{D}, mais jamais sur des yeux ayant eu des hémorragies.

Pour Schirmer, également, les myopes à opérer doivent présenter au moins 15^{D}.

M. Abadie, au congrès de Moscou de 1897, estime que l'opération n'est indiquée que lorsque la myopie atteint 14 et 16^{D}, qu'elle semble évoluer rapidement et surtout lorsqu'elle s'accompagne de lésions de chorio-rétinite indiquant une tendance manifeste à la désorganisation des membranes profondes de l'œil.

Son élève, DUBARRY (du Havre), se fondant sur la condition sociale de l'individu, dans la myopie stationnaire n'intervient qu'à partir de 16 à 18ᵈ.

16ᵈ, tel est encore le degré de myopie pour lequel, d'après le Pʳ PANAS (1), l'opération serait justifiée,

GELPKE ET BILHER tirent leurs indications du degré de myopie du malade et surtout de la diminution de la vision centrale ; ils conseillent d'opérer toutes les fois que les verres ne permettent aucun travail, quel qu'il soit.

Si nous avons réservé pour la fin l'opinion de M. FUKALA, c'est que nous tenions à publier presque en entier les indications fournies par cet auteur au congrès de Moscou. Elles présentent d'autant plus d'intérêt que M. Fukala les a multipliées à la suite des remarques faites par lui, d'une part, et d'un autre côté par le Pʳ von Hippel. « Aujourd'hui, je dis que l'opération est indiquée à partir de 8ᵈ chez l'enfant, 10 chez l'adulte : pourquoi ? 1° parce que quelques clients, des ouvriers le demandent, ne pouvant supporter une myopie de 10ᵈ ; 2° parce qu'on a des observations de myopes de 10ᵈ opérés qui tout comme des myopes de — 23ᵈ sont devenus hypermétropes. Par contre, dans un cas de Hippel, une myopie de 20ᵈ a fourni après l'opération une hypermétropie de 4ᵈ, et une autre myopie de 22ᵈ, une hypermétropie de 5ᵈ. — On peut se demander alors à quel degré de myopie correspond l'emmétropie de l'œil aphaque ; on a

____

1) PANAS, *Acad. med.*, 29 décembre 1896.

l'habitude de répondre 18ᵈ ; mais la réalité ne répond pas aux calculs. Nous chercherons au chapitre Résultats, à expliquer ce fait ; pour le moment il nous suffit de savoir que M. Fukala opère à partir de 10ᵈ.

Bien que les exceptions citées par M. Fukala soient relativement fréquentes et déjouent tous les calculs, nous proposerons comme règle l'opération chez les enfants ayant une myopie de 13 à 14ᵈ, puisque, d'après le précepte de Vacher, il ne faut pas opérer au-dessous de 12 ans et même faut-il encore que la myopie soit supérieure à l'âge, ce qui nous donne bien 13 ou 14ᵈ. — Chez l'adulte la limite sera 14 à 15. On sera parfois appelé à opérer des myopes de 12 ou 13 (voir Obs. VIII) ; mais c'est pour combattre des altérations choroïdiennes à marche rapide. L'exemple de myopes de 10ᵈ devenus emmétropes après l'ablation n'est qu'une exception qui ne doit pas suffire à nous faire oublier que *le plus souvent* à 12ᵈ de myopie correspondent d'après Eperon 3ᵈ d'hypermétropie, et que par conséquent en prenant comme moyenne 14 à 15ᵈ, nous avons plus de chances de rendre notre opéré emmétrope.

D) L'acuité visuelle avant l'opération doit être soigneusement relevée. Il est néanmoins difficile de tirer de cet examen une indication bien nette. M. Vacher, en effet, avait donné comme règle de ne pas opérer de malade ayant $V < 1/10$: or dernièrement (1) ce chirurgien intervint chez un myope dont l'acuité n'était que de 1/16 et après l'opération l'acuité avait doublé. Les cas d'amélioration de l'acuité

---

(1) *Thèse* de Baudot. Paris, 1898, p. 37.

visuelle d'abord inférieure à 1/10 ne sont pas rares, Baudot cite le cas des opérés de M. Valude chez lesquels l'acuité d'abord égale à 1/40 devint 1/16 sur un œil et 1/30 sur l'autre.

Nous avons vu dans une de nos observations une acuité d'abord 1/30 devenir égale à 1/20. Dans d'autres cas, après 1/10 on obtenait 1/2. Il n'est pas rare de voir à 1/16 succéder 1/8.

Il semble donc que les indications à tirer de l'acuité soient *subordonnées* à celles fournies par la réfraction de l'œil et la condition de l'individu.

E) Une indication qui n'est pas admise par tous les auteurs est la suivante. Doit-on intervenir dans le but d'enrayer les lésions choroïdiennes ?

M. Abadie « estime que l'opération est formellement indiquée dès que surviennent chez un myope n'ayant pas plus de 10 à 12ᵇ, des foyers de chorio-rétinite dans la région de la macule qui sont le fait de la désorganisation mécanique du fond de l'œil, nous savons en effet que nous sommes complètement désarmés contre ces lésions qui ne cessent de progresser pour aboutir à la perte de la vision centrale. Le seul moyen de les enrayer est d'extraire le cristallin, c'est-à-dire de supprimer l'accommodation et la convergence (1). »

---

(1) Nous avons eu l'occasion de vérifier l'exactitude de cette affirmation en examinant à nouveau le 6 janvier 1899, avec M. Abadie, le malade qui fait le sujet de l'observation VIII. *Les lésions choroïdiennes* ont presque disparu, l'acuité de l'œil opéré a doublé, et la myopie de l'œil non opéré a diminué d'une dioptrie.

M. Vacher, au Congrès de Moscou, conclut en ces termes : « Étant données nos connaissances actuelles sur la pathogénie de la myopie progressive et du décollement rétinien, je crois que la suppression du cristallin est un des meilleurs moyens pour prévenir certaines complications de la myopie progressive, et qu'on doit y avoir recours avant que les lésions profondes de l'œil, devenues définitives, aient diminué considérablement ses avantages.

Mooren, après 156 opérations, dit que l'ablation du cristallin peut changer les altérations du fond de l'œil quand le processus n'est pas trop avancé.

Schrœder estime que les altérations de la choroïde ne constituent pas une contre-indication, à moins que la macula ne soit atteinte.

Pour Fukala, la choroïdite ne donne lieu à une contre-indication que lorsqu'elle a été la cause de nombreux exsudats vitriens et qu'elle a atteint la macula.

Dans presque toutes nos observations on a remarqué des lésions choroïdiennes parfois très avancées et atteignant même la macula : les résultats n'en ont pas moins été très bons, s'améliorant même peu à peu.

Zanotti, dont nous résumons l'observation (Obs. IX), est intervenu dans deux cas où la macula était atteinte.

Avec notre maître, M. Abadie, nous dirons donc que, loin d'être une contre-indication, les lésions choroïdiennes progressives, les lésions maculaires doivent décider le chirurgien à opérer.

Au sujet des contre-indications, il nous reste peu de choses à dire. Nous avons vu, en effet, au début de ce chapitre, qu'on ne devait pas opérer au-dessous de 12 ans, que le degré de myopie, pour donner un bon résultat, ne devait pas en général être inférieur à 14°, sauf lorsqu'on veut combattre des lésions progressant rapidement.

Goldzieher ne considère pas les hémorragies choroïdiennes comme étant toujours une contre-indication ; Gelpke et Bilher ont vu, dit-il, des cas où ces hémorragies ont été favorablement influencées par l'opération. « L'essentiel est que les malades sé montrent satisfaits d'avoir une vue qu'ils n'avaient jamais eue auparavant, contrairement à ce qu'éprouvent ordinairement les opérés de cataracte ».

Nous n'avons plus qu'un point à ajouter pour terminer ce chapitre : on ne devra pas opérer un œil si l'autre est atteint de décollement rétinien : on ne le fera que sur demande expresse du malade et dans le cas seulement où l'œil le meilleur serait atteint de lésions à évolution rapide, menaçant la vision.

CHAPITRE V

RÉSULTATS CLINIQUES (1)

Les résultats de l'opération sont de deux ordres. Ceux que l'on constate immédiatement, c'est-à-dire peu après la dernière intervention, et ceux qui ne se produisent qu'à la longue au bout de plusieurs mois, de plusieurs années.

Les résultats *immédiats* sont, comme nous l'avons dit, prévus, en général, par les diverses formules citées au chapitre ii. On constate alors déjà une diminution considérable de la réfraction, ainsi qu'une amélioration sensible de l'acuité visuelle.

Pour la majorité des auteurs, l'abaissement de la réfraction est de 18 dioptries environ : ce chiffre n'est qu'une moyenne, car on a vu, comme le dit Fukala, des myopes de 10ᴰ seulement, devenir emmétropes aussi bien que des myopes de 18 et 20 et même 25. Nous n'avons pas ici à revenir sur l'explication de ce fait que nous constatons seulement.

---

(1) Ce chapitre n'est en quelque sorte que la continuation du chapitre ii. Après avoir donné les résultats théoriques, nous apportons à l'appui des résultats cliniques.

Pergens a remarqué en moyenne, sur 11 cas, une diminution de réfraction de 14ᵐ5.

Au sujet de l'acuité visuelle, l'amélioration se fait en général sentir déjà dans les premiers temps qui suivent l'opération.

Il n'y a pas jusqu'ici de formules capables de faire prévoir s'il y aura ou non amélioration de l'acuité visuelle et, à plus forte raison, quelle sera cette augmentation ?

Fukala trouve déjà dans l'agrandissement de l'image rétinienne une cause à l'amélioration de l'acuité ; mais d'après lui, ce ne serait pas la seule. Il y aurait encore la quantité de lumière pénétrant plus abondamment dans l'œil myope opéré que dans l'œil myope porteur de verres forts. Cette lumière aurait à se répartir sur une plus grande étendue. Enfin, une autre raison serait fournie par la diminution du nombre des plans de réfraction, et par suite par la moindre perte de lumière par réflexion.

Cet avis de Fukala n'est pas partagé par Leber.

Leber explique l'amélioration progressive par les modifications des milieux intra-oculaires et de l'astigmatisme. Quant à la simplification de l'appareil optique, elle n'a pas, dit-il, de valeur, puisque dans les cas de cataractes traumatiques, l'acuité visuelle ne devient jamais supérieure à sa normale. Une partie de l'amélioration de V doit être expliquée par une action sur la rétine.

Les résultats *éloignés* fournis par l'ablation du cristallin dans la myopie élevée nous importent beaucoup plus que les résultats immédiats.

Les chiffres indiquant la diminution de réfraction sont plus forts qu'immédiatement après l'opération, de sorte que si l'opéré est d'abord resté myope, sa myopie diminuera peu à peu, et s'il est hypermétrope, cette amétropie augmentera, nous en avons des exemples dans nos observations. Comme nous l'avons vu au chapitre II, la cause de ces variations semble être dans la diminution progressive de la longueur de l'axe antéro-postérieur du globe oculaire.

L'augmentation de l'acuité visuelle, d'après GELPKE *et* BILHER, *se produirait toujours, quel que soit le degré de myopie ;* jamais ces auteurs n'auraient observé de diminution post-opératoire de l'acuité.

FUKALA va plus loin et dit que chez les opérés de myopie, l'amélioration de l'acuité atteint 2 et 4 fois, même 5 à 8 fois l'acuité antérieure.

OTTO, dans la statistique des 86 cas de Sattler qu'il a publiés, a constaté que 7 fois l'acuité est restée la même. 8 fois l'amélioration a été très peu marquée ; dans 11 cas, elle a été de 4/3 ; 13 fois de 3/2 ; dans 23 cas l'acuité a été doublée ; dans 6, l'amélioration égala 5/2. Dans 4 cas seulement, l'acuité est devenue de 3 fois 1/2 à 5 1/2 supérieure à ce qu'elle était avant l'opération. Mais jamais Otto n'a remarqué une augmentation de 1 à 10 comme Fukala. Il conclut néanmoins que *l'amélioration de l'acuité s'observe dans le plus grand nombre des cas.*

VOSSIUS, sur 27 opérés, a trouvé dans un cas une amélioration de 1/5 et dans tous les autres de 1/10 à 3/10 ; les opérés avaient de 7 à 28 ans, et la limite inférieure indiquant l'intervention était de 12°.

D'après VON HIPPEL, l'acuité serait de 4 à 6 fois

supérieure à ce qu'elle était auparavant. Dans 7 cas sur 114, V est devenue égale à 1.

DUBARRY a constaté une amélioration considérable de l'acuité en même temps qu'un abaissement de la réfraction.

LAWFORD, au congrès de Carlisle 1896, dit : « Il apparaît des observations publiées, que l'action sur l'acuité et la capacité visuelles est des plus satisfaisantes. Dans la majorité des cas connus, l'acuité visuelle a été doublée ou triplée, *et dans les cas où elle est restée stationnaire, les facultés de de l'œil ont été considérablement augmentées.....* Dans la lutte pour la vie, l'acquisition d'une acuité visuelle normale bonne ou passable pour la distance est un avantage énorme, et peut rendre indépendant un opéré qui autrement aurait été à la charge de la société ».

L'opération a été conseillée non seulement pour diminuer la réfraction et augmenter l'acuité visuelle, mais aussi en vue d'enrayer les lésions atrophiques dans la myopie progressive.

Sur cette action les auteurs sont loin d'être d'accord.

Comme nous l'avons vu au chapitre précédent, M. ABADIE conseille l'extraction du cristallin dans la myopie progressive même faible, si elle a produit des lésions choroïdiennes assez avancées, « Dans la myopie forte 12ᴰ à 14ᴰ s'accompagnant, dit M. Abadie (1), de foyers de choriorétinite *maculaire*, le pronostic est mauvais parce qu'il s'agit en somme de lésions d'origine méconnue contre lesquelles les médications ont peu de prise. La suppression du

---

(2) *Congrès ophtalm.* Paris, 1894.

cristallin entraînant celle de l'accommodation et de la convergence, *les lésions du fond de l'œil qui en sont la conséquence rétrocèdent également.* »

M. VACHER, chez des malades opérés depuis 4 ans, a constaté de ce côté un arrêt dans l'augmentation de la réfraction et même un léger retour en arrière dû à la suppression de l'accommodation. De l'autre côté il a remarqué que la myopie croissait et les lésions augmentaient.

MOOREN (1897) dit la même chose en faisant une restriction. Pour lui, les altérations pathologiques du fond de l'œil, *quand le processus n'est pas trop avancé*, peuvent être changées et la crainte ou le danger du décollement de la rétine diminué.

WRAY, à la Société ophtamologique du Royaume-Uni, propose également l'opération pour enrayer la marche des lésions choroïdiennes, cette conclusion est basée sur 123 cas. Pour lui le décollement chez les myopes forts est moins redoutable que l'altération des membranes profondes de l'œil.

Il y a un certain nombre d'oculistes qui, contrairement aux opinions ci-dessus, n'admettent pas l'action favorable exercée sur les lésions profondes par la suppression du cristallin.

« On n'a pas manqué de soutenir qu'à la suite de l'extraction du cristallin transparent, dit le Pr PANAS, il y avait arrêt de la marche progressive de la myopie en même temps que des lésions atrophiques choroïdiennes. En ce qui concerne cette dernière proposition, nous en faisons des réserves jusqu'à plus ample informé ; d'autant plus que chez notre malade, un an après, il nous a été donné de constater l'extension en largeur des croissants myopiques, bien que l'hypermétropie acquise de 1ⁿ,50 restait le même ».

Fuchs ayant vu la myopie progresser chez un sujet jeune, après extraction des deux cristallins, conclut que l'opération ne saurait enrayer la marche des lésions.

Spencer Watson également se demande comment l'extraction peut enrayer les progrès de la myopie.

Avec la plupart des auteurs et en particulier avec M. Abadie, nous répondrons à cette question en disant qu' « il est rationnel de rattacher les lésions choroïdiennes maculaires de la myopie à la distension du globe, aux tiraillements des membranes profondes et à l'effort accommodatif, car on ne les observe jamais chez les hypermétropes ni chez les emmétropes ».

« Par l'extraction du cristallin, ou supprime, dit M. Vacher, les efforts de contraction de la couche musculaire de la choroïde et du muscle ciliaire ou du moins on les diminue dans une singulière proportion, puisque, n'ayant plus de point d'appui, ils se contractent à vide, si je puis m'exprimer ainsi; par conséquent suppression du spasme accommodatif et des phénomènes congestifs qui en résultent. »

Nous avons eu l'occasion de voir des myopes opérés depuis longtemps, et chez quelques-uns d'entre eux, nous avons été frappé de la différence de saillie des deux globes oculaires. L'œil opéré semblait devenu plus petit. N'est-ce qu'une coïncidence ou est-ce dû, ce qui est plus vraisemblable, à la réduction de l'axe antéro-postérieur ? Nous n'avons pas eu le temps d'examiner assez d'opérés pour nous prononcer. Nous nous contentons de signaler cette remarque personnelle.

Enfin un mot qui trouvera sa place ici à la fin de ce chapitre. Nous voulons parler de l'amélioration apportée par l'opération dans la condition sociale de l'individu. — M. Vacher, au congrès de Moscou, attirait l'attention sur l'*état psychique* du sujet atteint de myopie forte dès son enfance, à qui manque forcément la notion exacte du monde extérieur, de telle sorte qu'il ne peut jouir des beautés de la nature (1). » Ces individus après leur opération vivent d'une nouvelle vie, surtout ceux qui sont devenus emmétropes ; au point qu'ils viennent tous réclamer votre intervention pour l'autre œil, ce dont vous devez vous défendre suivant les préceptes du chapitre IV.

Nous terminerons en résumant en un tableau les observations remontant à *plus de deux ans* que nous avons pu nous procurer. Elles sont cataloguées sans choix ; nous avons seulement éliminé volontairement, quelquefois à regret, tous les cas revus moins de 2 ans après l'opération.

Nous sommes heureux de pouvoir fournir une observation de 6 ans 1/2 (2) et une autre de 7 ans 1/2 (3). Nous espérons ainsi faciliter à d'autres la tâche de rallier à l'opération un certain nombre de chirurgiens encore hésitants.

------

(1) Cf. Francisque SARCEY, Gare à vos yeux ! Sages conseils donnés par un myope à ses confrères. Paris, Ollendorf, 1887.
(2) Obs. I, p. 77.
(3) Obs. X, p. 94.

Von HIPPEL

N°s	NOMS	AGE	RÉFRACTION	ACUITÉ VISUELLE	OPÉRATIONS	COMPLICATIONS	DATE du DERNIER EXAMEN	RÉFRACTION	ACUITÉ VISUELLE	TEMPS écoulé depuis la 1re opération	OBSERVATIONS
1	E. S.	17 ans	— 15^{D}	0,1	5 juin 93. Disc.	0	2 juillet 96	H.3 ⌒ Ah1	0,7	3 ans	
2	»	»	— 15^{D}	0,3	29 mars 94. —	»	»	H2 ⌒ Ah2	0,8	2 ans 1/2	
3	M. H.	7	— 20^{D}	0,1	20 juill. 93. —	»	19 mars 97	H1 ⌒ Ah2	0,8	3 ans 1/2	
4	»	»	— 20^{D}	0,1	31 — —	»	»	H3 ⌒ Ah2	0,6	3 ans 1/2	
5	C. R.	10	— 18^{D}	0,1	25 sept. 93. —	»	15 mars 97	H = 1^{D}	< 0,5	3 ans 1/2	
6	»	»	— 15^{D}	0,1	20 octobre 93.	»	»	H = 1^{D}5	0		Décoll' presque 3 ans après.
7	P. M.	15	M10 ⌒ Am3	< 0,2	13 novembre 93	»	20 mars 97	H7 ⌒ Ah2	0,6	3 ans 1/2	
8	»	»	M9 ⌒ Am4	< 0,2	27 janvier 94	»	»	H7 ⌒ Ah2	0,5	3 ans	
9	C. H.	21	— 16^{D}	0,1	13 novembre 93	Iritis après 9 jour et exsudats pupill	11 octobre 96	H = 7^{D}	0,2	3 ans	Incis. cristalloïde avec les ciseaux-pinces.
10	P. K.	44	— 23^{D}	0,1	27 mars 94.	0	15 mars 97	H = 3^{D}	0,4	3 ans	
11	»	»	— 22^{D}	0,1	»	»	»	H = 3^{D}5	< 0,8	3 ans	
12	E. S.	27	— 15^{D}	< 0,2	14 février 94	»	23 mars 97	H.25 ⌒ Ah2.5	< 0,8	3 ans	
13	E. K.	18	— 14^{D}	0,5	19 mai 94	»	15 mars 97	H3 ⌒ Ah1	0,8	3 ans	
14	»	»	— 14^{D}	0,5	23 juin 94	»	»	H2 ⌒ Ah2	0,8	2 ans 1/2	
15	E. K.	10	— 16^{D}	0,1	28 mai 94	»	19 mars 97	Emm	0,6	2 ans 1/2	
16	»	»	— 16^{D}	0,1	5 juillet 94	»	»	Emm	0,6	2 ans 1/2	
17	A. L.	55	— 18^{D}	0,4	14 juin 94	»	19 mai 97	H1 ⌒ Ah1	0,2	3 ans	
18	A. Z.	21	— 15^{D}	0,2	24 juillet 94	»	17 mars 97	»	doigts	2 ans 1/2	Catar. sec. percept. lum.
19	M. F.	27	— 17^{D}	< 0,1	17 décembre 94	»	15 mars 97	Emm	0,4	3 ans	
20	B. K.	14	— 15^{D}	0,2	9 février 95	»	23 mars 97	H = 2^{D}25	< 1	2 ans	
21	»	»	— 12^{D}	0,2	18 mars 95	»	»	H2 ⌒ Ah1	< 1	2 ans	
22	R. Pf.	31	— 18^{D}	0,2	20 février 95	»	27 mars 97	Emm	< 0,6	2 ans	
23	D. W.	21	— 18^{D}	0,2	1er mars 95	»	12 avril 97	H = 1^{D}5	0,7	2 ans	
24	»	»	— 18^{D}	0,2	2 avril 95	»	»	H = 1^{D}5	0,3	2 ans	Catar. second.
25	B. M.	9	— 14^{D}	0,2	27 février 95.	»	17 mars 97	H = 4^{D}5	0,5	2 ans	
26	»	»	— 10^{D}	0,2	2 mai 95	»	»	H = 7^{D}	0,8	2 ans	
27	H. v. B.	6	— 17^{D}	0,2	5 mars 95	»	22 mars 97	H = 3^{D}	0,7	2 ans	
28	»	»	— 16^{D}	0,2	2 mai 95	»	»	H = 2^{D}5	0,5	2 ans	

N°ˢ	NOMS	AGE	RÉFRACTION	ACUITÉ VISUELLE	OPÉRATIONS	COMPLICATIONS	DATE du DERNIER EXAMEN	RÉFRACTION	ACUITÉ VISUELLE	TEMPS écoulé depuis la 1re opération	OBSERVATIONS
	VOSSIUS										
29	L. S.	23 ans	D = — 18^D	0,2	Janv. 94. Disc. et ext. lin	o	1897	+ 1^D sph. ct	30°+2=0,24	3 ans	
30	H. H.	15	G = — 11^D	1/6	Avril 94. —	»	—	+ 2^D	1/4	3 ans	
31	R. F.	21	G = — 23^D	1/10	Mai 94. —	»	—		<0,3	3 ans	+ 2,5, Jäg 5.
32			D = — 23^D		Octobre 94. —	»	—	— 1^{D}5	0,4	3 ans	
33	W. R.	20	D = — 30^D	1/5	Juillet 94. —	»	—	— 2^D	d. > 0,3	3 ans	+ 1,5, » 5.
34	H. N.	7	G = — 18	1/6	Juin 94. —	»	—	+ 5^{D}5	1/3	2 ans 1/2	
35			D = — 18^D		Janvier 95. —	Syn. post.	—	+ 6^D	1/3		
36	K. L.	15	G = — 16^D	0,2	Octobre 94. —	o	—	+ 2^D	1/3	3 ans	+ 7^D, » 3.
	DUBARRY										
37	X...	28	— 24^D	1/8	Août 94. Disc. et ext.	»	1898	— 2^D	1/3	4 ans	+ 3^D n° 3 de W de [près.
38	Y...	26	— 25^D	1/10	Novembre 94. —	»	1897-98	— 1^{D}5	1/2	4 ans	+ 4^D n° 2 de W.
	OTTO										
39	W. Mar.	15	D = — 18^D	1/6	13 janvier 94. Disc. et ext	»	14 déc. 96	+ 4^{D}5	1/4	3 ans	
40	Fr. Curt.	16	G = — 13^D	1/2	16 — —	»	27 mai 96	Emm.	1/3	2 ans	
41	»	»	D = — 19^D	1/4	8 mai 94. —	»	—	+ 1^{D}25	1/2	2 ans	
42	W. Karl.	18	G = — 18^D	1/4	23 janvier 94. —	»	12 mars 96	+ 1^{D}5	1/3	2 ans	
43	Kr. An.	25	G = — 18^D	1/3	17 février 94. —	»	10 juin 96	+1 ⌒ +4cyl.↑	6/12	2 ans	
44	»	»	D = — 12^D	1/3	2 juillet 94. —	»	—	+2 ⌒ +1,25	1	2 ans	
45	J. Aruo.	13	D = — 12^D	1/3	8 mars 94. —	»	18 juin 96	+3 ⌒ cyl. +1.5 ↑	1/3	2 ans	
46	B. Minna.	37	G = — 24^D	1/4	19 avril 94. —	Prolaps. vitré.	3 juin 96	— 1,5 ⌒ cyl.	1/2	2 ans	
47	H. Marie.	25	G = — 20^D	1/6	24 avril 94. —	o	24 février 97 / 2e œil opéré 26 mars 95	Emm.	1/3	3 ans	
48	K. Anna.	18	G = — 16^D	1/4	11 juin 94. —	»	26 juin 96	Cyl. + 3,50 ↑	1/2	2 ans	
49	»		D = — 16^D	1/6	1er janvier 95. —	Prol. vitré. Iritis, début d'atroph. Doul. intraoc. à la pression.		Enucléation	»		
50	R. Mart.	16	D = — 18^D	1/4	17 novembre 94. —	Prolaps. du vitré.	16 octobre 96	Emm.	1/3	2 ans	

CHAPITRE VI

COMPLICATIONS

A) Une complication qui a pendant longtemps empê-
ché à juste titre la vulgarisation du traitement qui nous
occupe, est l'*infection*. C'est l'infection qui, chez les malades de Mooren et de Weber, en 1858, fit échouer l'opération. Mais comme nous le disons dans l'Historique, ce
traitement de la myopie progressive ne date en réalité
que depuis l'antisepsie : s'il existe encore des statistiques
dans lesquelles on peut trouver des cas d'irido-cyclite
post-opératoire, on remarquera que ces faits sont peu
nombreux actuellement. L'opérateur trouverait même
peut-être en cherchant dans ses souvenirs, une faute
légère commise au moment de l'opération, ou les jours
suivants, comme M. Abadie semble le reconnaître au congrès de Moscou : « En ce qui me concerne, dit-il, sur une
vingtaine de malades opérés j'ai perdu deux yeux : l'un par
infection, l'autre par suite d'accidents glaucomateux. Je
reconnais qu'avec une surveillance étroite ces accidents
auraient pu être évités. » En effet, depuis cette époque nous
avons vu opérer un nombre égal d'yeux myopes sans trace
d'infection ; les instruments étant tous stérilisés à l'étuve
à 140°.

Dans le récent travail du Pr Fröhlich (de Berlin)
publié en octobre dernier (1), nous trouvons encore une
moyenne de 2,2 pour 100 d'après la statistique suivante :

Statistique de Gelpke.. . . .	254 yeux avec	7 infections.
Statistique personnelle de Gelpke.	59 —	1 —
Schreiber.	19 —	o —
Darier.	142 —	3 —
Blessig.	30 —	1 —
Schmidt Rimpler.	12 —	o —
Fröhlich.	56 —	1 —

572 yeux avec 13 infections, soit 2.2 o/o

B) Nous venons d'entendre parler dans la communication de M. Abadie d'*accidents glaucomateux*. Nous avons
déjà vu au chapitre III quels étaient les moyens sinon de
les supprimer, d'en atténuer du moins les effets funestes.
Une première condition sera d'avoir le malade sous la
main, de le suivre jour par jour, et d'être prêt, lorsque ces
phénomènes glaucomateux apparaîtraient, à intervenir
d'après la technique indiquée page 44. *Se souvenir qu'un
retard de 24 à 48 heures suffit à perdre à jamais un œil.*
Un malade ayant refusé de se laisser hospitaliser à la clinique ne revint que 3 jours après l'opération avec un œil
dur, *douloureux*. Avec l'évacuation, les phénomènes cédè-
rent immédiatement. Nous insistons à nouveau sur l'emploi du chloroforme dans ce temps de l'opération, afin
d'éviter tout mouvement du globe oculaire si sensible au

------

(1) Et qui nous a été obligeamment indiqué et communiqué par M. Darier,
directeur de la *Clinique ophtalmologique*.

toucher à ce moment. Nous sommes persuadés qu'en agissant ainsi, on réduira au minimum ces accidents qui surviennent parfois après l'opération, lorsque les masses corticales ramollies se sont gonflées trop rapidement. Et nous croyons pouvoir affirmer qu'on ne verra plus souvent les glaucomes post-opératoires devenir définitifs.

C) Il semblerait au contraire que nous ne puissions rien contre le *décollement de la rétine*. Certains oculistes ont prétendu prévenir le décollement en enlevant le cristallin. Il est aujourd'hui démontré que loin d'avoir diminué depuis qu'on pratique cette opération le décollement post-opératoire serait un peu plus fréquent que le décollement spontané. Nous chercherons dans un instant quelle en peut être la cause.

Pour Otto et Sattler la proportion des décollements post-opératoires est en parfaite concordance avec la moyenne des décollements spontanés de la rétine calculée à leur clinique de Leipzig. La statistique montre que le décollement rétinien spontané s'observe dans 0,66 pour 100 de la totalité des cas de myopie et dans 5,88 pour 100 dans la myopie dépassant 10^D et dans 4,82 chez les myopes opérés.

Si dans certains cas incontestables l'opération provoque le décollement, dans d'autres cas il y a seulement coïncidence. Pflueger regarde comme décollement consécutif à l'opération tout décollement survenu dans les 6 mois. Mais cette limite semble un peu trop faible, il y a des décollements plus tardifs dus également à l'opération. Cette complication peut tenir à deux causes prédisposantes, l'âge du sujet et le mode d'opération.

Le décollement est d'autant plus fréquent que le malade est plus âgé, c'est surtout à partir de 35 ans environ qu'il est à redouter. Le mode opératoire qui facilite la production d'un décollement est la discission suivie d'évacuations *répétées* pouvant amener l'issue du corps vitré. Il faudra donc par les moyens indiqués au chapitre III éviter à tout prix la sortie du vitré malgré l'opinion de Thier (1894) qui avec une bonne antisepsie ne redoute pas cette issue.

Fröhlich essaie d'établir une comparaison entre les décollements spontanés et les post-opératoires. Il pose d'abord comme premières conclusions que le décollement *spontané* : 1° est toujours unilatéral ; 2° qu'il survient surtout chez les vieillards ; 3° que sa fréquence varie entre 2,2 pour 100 et 4,5 pour 100. Alors d'après les statistiques suivantes, il trouve pour les *opérés* :

Statistique par Gelpke. . . .	254 yeux. —	9 décollements.
Observations de Gelpke . . .	59 —	0 —
Schreiber.	19 —	1 —
Darier	142 —	4 —
Blessig..	30 —	2 —
Schmidt Rimpler.	12 —	0 —
Fröhlich.	56 —	3 —

572 yeux avec 19 décollements, soit 3,3 o/o

D'autres auteurs donnent des statistiques approchantes, von Bock (3,56 pour 100), Horstmann (3,5), Schleich (2,6) Steffan (2,2), Schweizer (5 pour 100) et Mooren (6,1 à 10,47 pour 100) s'en écartent le plus.

Otto trouve 3,67 à 4,72. Sur les 4 décollements sur 86 yeux opérés par Sattler, il y a eu 3 fois perte du vitré et Otto lui-même pense que c'est peut-être là une des causes du décollement.

Fröhlich recherche la proportion de décollements survenus entre 10 et 30 ans, il trouve 16 décollements sur 1,280 yeux, soit 1,25. Il fait remarquer que le chiffre est faible parce qu'il n'a tenu compte que des diagnostics absolument certains et a pris pour point de départ 10^D. La proportion des décollements augmenterait s'il avait pris comme point de départ 14 dioptries au lieu de 10. Il maintient donc le chiffre 3,3 auquel il ajoute le pourcentage des infections, 2,2 pour obtenir 5,5 nombre représentant pour 100 la proportion d'yeux perdus après l'opération.

Nous prendrons donc comme moyenne ce chiffre de Fröhlich, 3,3 qui a l'avantage d'être voisin de ceux de Horstmann, von Bock, Schleich, et nous continuerons à préconiser l'opération toutes les fois qu'elle sera nettement indiquée. Si on évite avec grand soin l'écoulement de corps vitré, il est probable qu'on arrivera à diminuer ce chiffre, qui se rapprochera alors beaucoup de celui des décollements spontanés.

D) Pflueger a indiqué au Congrès de Moscou une complication dont on n'avait pas parlé avant lui. C'est un *trouble du vitré* survenant quelques semaines et même quelques mois après l'opération, mais sans lésion notable du fond de l'œil.

Matkowic eut l'occasion de faire la même remarque 1 an 1/2 après l'intervention. L'emploi de l'ésérine et de la pilocarpine produisit en 3 mois chez sa malade une amélioration considérable de l'acuité.

OBSERVATIONS

Observation I (Inédite) (1)

(De la Clinique du Dr Abadie).

Mlle A. B..., religieuse, 29 ans. La mère et deux sœurs sont myopes.

La malade présente des deux côtés une myopie de 18^p et une acuité visuelle égale à 1/6. Elle a été obligée de quitter l'enseignement à cause de sa vue. Elle est opérée de l'œil droit le 20 mai 1892 par discission suivie d'extractions espacées.

Après la convalescence :

$$OG = -18^p, V = 1/4.$$

OD (opéré) = Emm, V = 1/8, aucun verre n'améliorant la vision de loin.

De près, OD lit n° 7 (de Wecker) sans verre, n° 6 avec + 2^p.

N. B. — Nous avons eu la bonne fortune de pouvoir nous procurer des nouvelles de cette malade *au bout de 6 ans et demi*. D'une lettre récente que nous a adressée la supérieure de la communauté, nous extrayons le passage suivant : « Je puis vous certifier que l'opération parfaitement réussie a produit un très bon

---

(1) Toutes nos mensurations d'acuité visuelle sont faites à l'aide de l'échelle métrique de De Wecker placée exactement à 5 mètres et la lecture de près est faite à l'aide du livre de De Wecker et Masselon également.

La réfraction a été soigneusement contrôlée par la pupilloscopie.

résultat et que ma sœur X... peut voir maintenant sans les difficultés qu'elle éprouvait. »

Observation II (Inédite) (1)

(Prise à la Clinique du Dr Abadie).

Louis B..., 18 ans. A été successivement chargé d'écritures, puis serrurier, plombier, tripier. Il dut renoncer à toutes ces places à cause de sa vue. Sa vue a commencé à baisser vers l'âge de 12 ans et cet affaiblissement s'accentua peu à peu.

Le 3 novembre 1897 le malade est porteur d'une myopie de 20ᴰ pour les deux yeux.

L'OD présente un très large staphylome postérieur entourant complètement la papille, ainsi que des altérations de choroïdite maculaire. V = 1/15 avec — 20ᴰ.

L'OG tout en ayant également un très large staphylome postérieur et des lésions maculaires est beaucoup meilleur que le droit : les lésions de choroïdite sont très peu accusées et l'acuité visuelle V = 1/6 avec — 20ᴰ.

Les deux yeux renferment quelques corps flottants du vitré qui provoquent l'apparition de mouches volantes.

On ne constate pas de strabisme.

En présence de cette myopie très forte, de son état progressif et surtout de l'incapacité du malade à tout travail, on décide de supprimer le cristallin.

Le 10 novembre 1897. — Discission du cristallin OG à l'aide du kystitome.

---

(1) Les observations suivantes ont été prises en collaboration avec M. Dupuy-Dutemps qui nous en a gracieusement communiqué le début.

14 *novembre*. — Évacuation des masses corticales *sans iridectomie*.

21 *novembre*. — Nouvelle évacuation *sous* chloroforme.

18 *décembre*. — Dernière intervention pour extraire les masses restantes et déchirer la membranule.

Le 16 *février* 1898 (3 *mois après*), on constate :

OG (opéré). Pupille ovale, très contractile. Examen ophtalmoscopique : légère membranule flottante paraissant devoir se résorber. Le fond de l'œil est très visible à l'ophtalmoscope.

$M = — 1^{\text{D}} 5$: avec ce verre $V = 1/2$ faible.

De près, lit le n° 2 de W. avec $+ 2^{\text{D}} 5\text{o}$.

La myopie de cet œil a donc diminué de $18^{\text{D}}5$. Les mouches volantes ont disparu.

OD (*non opéré*).

La myopie est restée la même, ainsi que l'acuité.

Les mouches volantes persistent toujours.

Actuellement le malade ne converge plus pour la vision de près, il ferme l'un des deux yeux, l'œil opéré, tandis que pour voir de loin il laisse les deux ouverts, se servant de l'opéré ; les lignes visuelles sont bien parallèles. Pas de strabisme.

Le 5 *avril*. — Les mouches persistent dans l'œil non opéré.

$$OD \qquad V = 1/6 \text{ avec} — 20^{\text{D}}.$$
$$OG \text{ (opéré)} \quad V = 1/3 \text{ avec} — 1^{\text{D}}.$$

La réfraction a donc encore diminué, V restant à peu de chose près semblable à V du mois de février.

Le 15 *novembre* 1898 (1 an après l'opération). — Nous revoyons l'opéré. Il travaille maintenant, est très content de son sort. La réfraction et l'acuité visuelle n'ont pas changé dans les 2 yeux depuis le 5 avril.

OBSERVATION III (Inédite)
(Prise à la Clinique du Dr ABADIE).

Mme Marie Th..., 39 ans, sans profession. La malade est atteinte depuis son enfance d'une myopie héréditaire, la mère et le grand-père maternel étant myopes. Sa myopie d'abord stationnaire a commencé à augmenter vers l'âge de 33 ans ; la vision a progressivement diminué depuis cette époque. La malade n'a jamais porté de verres ; aujourd'hui le travail de près devient de plus en plus pénible, donnant lieu à des tiraillements, à de la céphalée empêchant et lecture, et travaux à l'aiguille.

A l'ophtalmoscope on constate un large staphylome postérieur entourant complètement la pupille et se prolongeant vers la macula. La malade a depuis 5 ou 6 ans des mouches volantes du côté droit seulement ; pas de strabisme.

$$OD = -25 \quad V = 1/6.$$
$$OG = -22^{\text{D}} \quad V = 1/10 \text{ faible.}$$

Le 13 janvier 1898, ponction de la cornée OD et discission avec le couteau de Græfe.

La discission ayant été insuffisante, on en fait une autre très large 3 jours après, avec le même instrument.

L'œil n'ayant présenté aucune réaction, aucune douleur, aucune hypertension les jours suivants, on attend quelque temps en surveillant tous les jours, et on pratique au bout de 15 jours l'évacuation des masses dont l'infiltration avait été assez lente. Cette évacuation est faite à la curette de Daviel après iridectomie.

Le 19 février. — La malade, rentrée depuis quelque temps chez elle où elle fait son pansement, revient avec l'œil un peu injecté et de légers dépôts cornéens sur la membrane de Descemet. Il y a donc un peu d'infection de la chambre antérieure.

4° intervention. Incision périphérique de la cornée au niveau de la cicatrice antérieure avec le couteau lancéolaire.

Évacuation des masses restantes ; puis, légèrement, déchirures de la cristalloïde avec les pinces à débris capsulaires.

On aperçoit une pupille noire. Il n'y a pas d'issue du corps vitré.

25 *février.* — La légère infection de la chambre antérieure a

cédé. La cornée a repris sa transparence. Par la pupille créée, la malade voit distinctement les doigts à 3o centimètres.

11 *mars.* — Toute trace d'infection de la chambre antérieure a disparu. Cornée transparente, plus d'injection ; léger pincement de l'iris dans la cicatrice, qui déforme d'une façon insensible la pupille en trou de serrure. A la partie inférieure de la pupille, croissant blanchâtre à concavité supérieure formé par la capsule déchirée ; le reste de la pupille est complètement libre.

A l'éclairage oblique, on voit osciller à travers cette partie libre les masses flottantes blanc grisâtre du vitré. Le fond de l'œil est cependant très visible. La malade accuse toujours des mouches volantes de ce côté.

15 *mars.* — OD (opéré), lit BN, ER, de Wecker à 2 mètres sans correction.

OG opéré, lit NCD à 2^m,5o avec — 5^p.

7 *avril.* — OD. La cornée est absolument transparente : pas de trace d'injection périkératique. Nulle douleur.

A l'éclairage oblique, on aperçoit encore des corps grisâtres flottant dans le vitré, mais moins nombreux qu'à l'examen précédent ; on les aperçoit également par l'éclairage avec le miroir de l'ophtalmoscope.

La malade se plaint toujours des mouches volantes dans cet œil.

A l'examen ophtalmoscopique, large staphylome postérieur s'étendant surtout à la partie externe et enveloppant presque entièrement la papille. Artères et veines pâles. Petits foyers hémorragiques au voisinage de la papille, tache blanche atrophique en haut et en dehors (image renv.).

OD (opéré), avec — 4^p, V = 1/6 (lit la 3e ligne avec bon éclairage).

Sans verre, lit la 3e ligne à 2^m,5o.

Lit couramment le n° 4 de Wecker sans correction à 19 centimètres.

OG (non opéré), avec — 24^p V = 1/6 (avec très bon éclairage).

Lit n° 1 De Wecker à très courte distance (5 à 6 centimètres).

15 *avril.* — Même état pour l'acuité et la réfraction. Les corps

flottants de l'OD paraissent moins nombreux et le malade accuse une certaine *éclaircie.*

Léger strabisme externe.

Le 6 mai. — OD, avec — 3ᵈ5o, V = 1/6 à 5 mètres.

De près, lit nᵒ 3. Écrit à la distance normale en se servant de OD.

OG, avec — 23ᵈ5, V = 1/6.

Lit nᵒ 1 à 5 centimètres. Travaille de l'œil gauche.

Les frictions mercurielles sont continuées.

Le 13 juin. — OD, avec — 3ᵈ, V = 1/6, sans correction 1/10.

De près, lit nᵒ 3 à 0ᵐ,15.

OG, avec — 23ᵈ5, V = 1/6.

De près, lit nᵒ 1 à 0ᵐ,05.

Le 13 novembre. — OD, avec — 4ᵈ5o, V = 1/6 difficilement.

De près, nᵒ 3 à 0ᵐ,15, un peu le nᵒ 1 à une distance moindre.

OG, avec — 23ᵈ, V = 1/6.

De près, nᵒ 1 à distance < 0ᵐ,05.

17 *janvier* 1899. — OD avec — 2ᵈ5o, V = 1/6 (lumière électrique).

De près, lit nᵒ 3 à 0ᵐ,15.

OG, avec — 24ᵈ, V = 1/8.

De près, lit nᵒ 1 à 0ᵐ,04.

Aujourd'hui la malade est très satisfaite, elle fait beaucoup plus facilement son ménage, sa cuisine, etc. *Elle ne voyait pas, avant, dit-elle, « les portraits accrochés au mur »*, ne savait pas si une personne était brune ou blonde, si elle portait sa barbe ou non. Aujourd'hui elle voit bien, va au lavoir, mais la couture est toujours pénible.

Observation IV (Inédite)

(Prise à la clinique du Dr Abadie.)

Mˡˡᵉ Eug. B..., 24 ans, fleuriste. Le père et la mère ne sont pas myopes.

La malade a toujours été myope, même dans l'enfance. A partir de 18 ans, elle travaille dix-huit mois environ dans la broderie fine, puis tient des écritures durant un an. La vue s'affaiblit alors beaucoup, la myopie augmente, l'acuité diminue.

Vers l'âge de 20 ans et demi, la malade quitte ce travail trop fatigant pour ses yeux et reprend son premier métier de fleuriste.

Depuis 2 ou 3 mois, son travail pourtant moins assidu lui devient de plus en plus difficile. Elle vient à la clinique le 15 janvier 1898.

Pas de strabisme.

> OD, la myopie est égale à — 20ᵇ, $V = 1/16$.
> OG, la myopie est égale à — 14ᵇ, $V = 1/4$ faible.

L'ophtalmoscope révèle à droite la présence d'un staphylome postérieur large vers la macula et entourant presque tout le nerf optique. On constate des lésions avancées de choroïdite maculaire en réseau, ainsi que des corps flottants du vitré.

A l'examen des cornées on voit des leucomes légers datant de l'enfance ; il y a un *astigmatisme irrégulier*.

OG. Vaste staphylome postérieur. A sa partie inférieure (*image renversée*) foyer très blanc, large et à bords nets de choroïdite partant du nerf optique et atteignant la macula qui présente son aspect normal. Corps flottants.

19 *janvier*. — Opération de l'OD, le plus atteint. On fait la discission au couteau de De Graefe.

27 *janvier*. — 2ᵉ intervention sous chloroforme. — Évacuation des masses corticales au couteau lancéolaire, curette de Daviel, *pas d'iridectomie*.

10 *février*. — Nouvelle évacuation à la cocaïne.

25ᵉ *février*. — Dernière évacuation et rupture de la capsule avec pince capsulaire et kystitome.

21 *mars*. — Pupille large et pure permettant de bien voir le fond de l'œil.

OD, avec + 2ᵇ5, $V = 1/6$.

De près, lit bien nº 4, un peu nº 3, avec + 1ᵇ25.

Pas de strabisme manifeste, toutefois en faisant fixer de près avec un œil, l'autre étant couvert ne converge pas et se trouve en position de repos. La convergence correcte se produit quand on le démasque.

La malade se plaint de quelques troubles mal définis quand elle a les deux yeux ouverts. Elle est gênée par un certain trouble qui disparaît quand elle fixe avec l'œil gauche seul, fermant l'œil opéré et réciproquement. Le trouble est peu marqué et n'est pas dû à de la diplopie, mais probablement à l'anisométropie considérable qui existe et à laquelle la malade n'est pas accoutumée.

1ᵉʳ *avril*. — Même état.

OD = + 2ᵈ 5, V = 1/6 faible.

Avec + 6ᵈ lit le n° 6 de De Wecker.

Cet œil donne 2ᵈ 5 d'hypermétropie par la pupilloscopie avec un astigmatisme irrégulier assez considérable dû aux leucomes et à la déformation de la cornée datant de l'enfance.

Pendant la vision de près, elle accuse du trouble et de la polyopie de ce côté.

L'OG a plutôt baissé. Aujourd'hui on note avec — 14ᵈ, V = 1/6 à peine.

Le 15 *avril*. — Depuis 6 jours la malade a cessé les instillations d'atropine dans l'œil opéré. Le resserrement consécutif de la pupille a eu probablement pour résultat la rapide amélioration de l'acuité visuelle qu'on observe aujourd'hui.

OD (opéré) + 1ᵈ, V 1/6.

Lit avec + 1ᵈ25 le n° 4 de De Wecker, couramment.

OG = — 12ᵈ.

30 *avril*. — La malade est ravie du résultat. Depuis 3 semaines au moins, elle travaille trois heures par jour avec une heure de repos toutes les heures. Elle lit actuellement sans verres, et voit très distinctement les noms des rues.

Vision de près, avec + 1ᵈ 25 lit le n° 3 de De Wecker.

La malade demande à être opérée de l'œil gauche ; M. Abadie refuse.

22 *mai*. — OD, *emmétrope,* V = 1/6 sans verres, aucun n'améliorant l'acuité.

De près, lit sans verres le n° 6, avec + 1ᵈ le n° 3.

OG, avec — 14ᴰ, V = 1/4 avec un bon éclairage.

De près, lit le n° 1 à 0ᵐ,06.

Le 25 juin. — OD, V = 1/6 sans verres, 1/4 avec + 1ᴰ50.

La pupilloscopie revèle une hypermétropie de 1ᴰ5 à 2ᴰ.

OG, — 14, V = 1/4, presque 1/3.

Le 14 novembre. — OD, emmétrope, V = 1/6 sans verres.

De près, lit n° 4 avcc + 3ᴰ.

OG, avec — 13ᴰ, V = 1/4.

Le 24 décembre 1898. — (Éclairage défectueux). OD, avec 1ᴰ,5, V = 1/6.

De près, lit n° 2 avec + 5ᴰ.

OG, avec — 15ᴰ, V 1/4 faible.

La malade n'éprouve aucune gêne dans la vision de loin. — Lorsque de près elle veut fixer longtemps, elle a de la diplopie.

Légères douleurs de tête lorsqu'elle a travaillé dans le fin pendant 2 ou 3 heures, surtout à gauche (côté non opéré).

A gauche, à l'ophtalmoscope, tache noire au niveau de la macula.

OBSERVATION V (Inédite)

(Prise à la clinique du Dʳ ABADIE.)

Mᵐᵉ D..., 56 ans, couturière.

La malade a toujours été myope.

En 1876 elle a de la diplopie dans la vision de près. M. De Wecker lui fait une ténotomie de droit externe droit.

Augmentation de la myopie; l'acuité diminue peu à peu et depuis 2 ans (à 54 ans), la malade a dû cesser la couture.

A ce moment, l'OG le meilleur jusque-là, baisse brusquement et est atteint d'un scotome central. — C'est depuis cette époque à peu près qu'il existe des mouches volantes. Depuis ce moment le scotome a persisté à gauche. Dans l'œil droit, pas de mouches volantes.

Malgré l'opération faite en 1876 l'insuffisance persiste ainsi qu'un peu de diplopie.

Pas de strabisme apparent.

1ᵉʳ *février* 1898. — OG, avec — 20ᵈ V = 1/30. Choriorétinite étendue autour du nerf optique, *nombreux corps flottants*, tache hémorragique étendue de la macula.

OG. — Avec — 20ᵈ V = 1/6, petit foyer de choroïdite maculaire et péripapillaire. Staphylome postérieur.

Pas de corps flottants.

3 *février*. — Opération de l'œil droit. — Discission au couteau de De Graefe,

7 *février*. — Nouvelle discission, la première ayant été insuffisante.

10 *février*. — Évacuation au chloroforme, des masses nouvelles. Iridectomie supérieure.

1ᵉʳ *mars*. — Nouvelle évacuation des masses restantes et déchirure avec le kystitome et les pinces à capsule de la capsule épaissie. Il se produit une pupille pure allongée verticalement comme après une capsulotonie.

15 *mars*. — Plus de réaction inflammatoire. La pupille persiste intacte ; le fond de l'œil est vu très facilement.

OD. — Avec + 5ᵈ à 0,25 centimètres, lit n° 3 de De W.

L'emploi de l'atropine est toujours continué dans l'œil opéré, depuis le jour de la discission.

OD. — Avec + 1ᵈ V = 1/3 faible.

OG. En raison du scotome central, scotome positif de la dimension d'une pièce de un franc, compte les doigts à 0,50 centimètres (donc diminution de l'acuité).

En raison de la différence énorme de réfraction, peut-être aussi de la diplopie d'ailleurs préexistante, peut-être du scotome central de l'œil gauche, la malade est gênée dans la marche et les mouvements. Elle ne voit pas les objets à leur place véritable quand elle veut employer la vision binoculaire. Aujourd'hui pour marcher, sortir, faire ses travaux de ménage, elle porte des verres colorés en noir, avec l'œil G *convert* afin d'éviter les effets de la diplopie.

1ᵉʳ *avril*. — L'œil est absolument au repos, sans rougeur ni trace de réaction : on donne les verres suivants :

De loin : 1ᵘ, V = 1/3. (Pas d'améliorations avec les verres cylindriques).

De près : + 5ᵈ à 0,25 centimètres permet lecture facile du nº 3 de De W. Dans les deux paires de lunettes, OG est masqué par un verre dépoli pour éviter les troubles complexes, diplopie..., etc.. provenant de la vision binoculaire avec cet œil fortement amblyope,

10 *mai.* — OD (opéré) avec + 1ᵈ, V = 1/3 très fort.

sans correction V = 1/3 faible. L'acuité a donc un peu augmenté depuis le 15 mars.

La lecture de près est un peu plus facile; la malade accuse elle-même une amélioration de la vue.

OG. — L'acuité a encore diminué ; la malade ne compte plus les doigts qu'à 0,30 centimètres environ.

Au niveau de la macula la tache hémorragique s'est en partie résorbée et toute la région est occupée par une vaste plaque de choroïdite atrophique. Mêmes lésions d'atrophie choroïdienne tout autour du nerf optique.

15 *novembre.* — OD. a 1/2 sans verre.

De près lit le nº 2 avec + 4ᵈ.

OBSERVATION VI (Inédite)

(Prise à la clinique du Dr ABADIE).

Mˡˡᵉ Léonie M..., 35 ans, domestique.

25 *février* 1898. — Pas de myopie dans les antécédents.

La malade a toujours été myope et n'a jamais porté de verres.

Il y a 10 ans, la vision de l'œil droit a commencé à baisser très nettement. La vision de l'œil gauche bien qu'ayant notablement diminué s'est mieux conservée.

Mouches volantes depuis 10 ans environ.

Actuellement lecture et couture très pénibles.

OD avec — 20ᵈ V = 1/30.

OG avec — 20ᵈ V = 1/20.

Des deux côtés lésions des choroïdite et staphylome postérieur.

A droite, foyers blancs et brillants, arrondis, d'atrophie choroïdienne, au pourtour du nerf optique, et groupe très net au niveau de la macula.

A gauche, la macula est moins atteinte ; foyers choroïdiens de même apparence (brillants et plus au moins arrondis, d'autres avec pigments) à la partie interne du nerf optique.

Corps flottants du vitré des deux côtés.

Pas de strabisme.

26 *février*. — Discission de la cristalloïde à droite.

29 *février*. — La malade n'a pas souffert depuis la discission. On emploie le chloroforme en raison de l'irritation de l'œil et on évacue les masses corticales sans iridectomie au couteau lancéolaire et à la curette de Daviel. — Légères douleurs pendant les deux jours suivants.

11 *mars*. — Chloroforme, évacuation des masses cristalliniennes. La capsule déchirée sur une petite étendue avec les pinces capsulaires, donne une pupille noire petite et bien pure.

Pas d'issue de corps vitré.

15 *mars*. — Pas de douleur et peu de réaction à la suite de cette intervention.

24 *mars*. — Dilatation de la pupille à la cocaïne et à l'atropine, puis ponction au couteau lancéolaire, discission des masses et de la membranule au kystitome. Évacuation à la curette ; il reste des masses libres au pourtour de la pupille, laissant un orifice central libre.

16 *avril* (OD opéré). — Pupille longitudinale nette, iris dilaté par l'usage continu d'atropine. Fond de l'œil visible, nombreuses taches blanches et brillantes souvent arrondies de chorio-rétinite au niveau de la papille et de la macula.

Lit la 3e ligne de l'échelle à 1 mètre, presque la 4e ; $V = 1/30$ fort sans correction. (C'est l'acuité antérieure à l'opération).

OG, avec — 20ⁿ, lit la 5e ligne à 1 mètre ce qui donne $V = 1/15$ faible au lieu de 1/20 obtenu de même avant l'intervention.

A distance avec — 20ᴰ, $V = 1/18$.

21 *avril*. — Le champ pupillaire étant occupé surtout du côté interne par des masses floconneuses blanchâtres.

Nouvelle opération jugée nécessaire.

Avec un mince couteau de Graefe, après cocaïnisation, ponction de la cornée (incision de 1 millimètre 1/2 environ) de haut en bas et de dehors en dedans, puis discissions avec la pointe du même couteau et pansement, les masses devant se résorber d'elles-mêmes. Dans ces cas il est indispensable d'être prudent, car on a vu survenir à la suite de retouche sur un œil, des accidents, tels que le glaucome.

12 *mai*. — OD. Le champ pupillaire est toujours occupé du côté interne par une masse moins étendue qu'il y a 15 jours.

La malade lit à $2^m,50$ la 1re ligne sans verre.

A un mètre, $V = 1/20$ presque $1/15$ (très difficilement il est vrai) sans verres.

Avec verres : $V = 1/10$ difficilement, la malade était encore sous l'influence de la cocaïne, OG ; V avec — 20, $V = 1/4$.

OG. — Avec — 20^p à 1 mètre, lit la 6e ligne, $V = 1/10$.

17 *mai*. — OD, $V = 1/30$, $1/20$ faible sans correction.

De près n° 9 sans correction.

OG. $V = 1/40$ faible sans correction.

$V = 1/6$ avec — 23^p.

De près n° 1 sans correction à $0^m,05$. Avec — 9^p à $0^m 10$.

21 *mai*. — La malade, le jour du dernier examen, le 17, remarqua en retournant chez elle que la vue se troublait surtout sur les côtés.

Elle vient le 21 à la consultation, se plaignant de ne plus voir.

La pupille ne réagit plus à la lumière.

La pupille est un peu allongée en hauteur et en dedans, le globe oculaire sensible au palper même très léger.

A l'ophtalmoscope trouble du vitré en bas. La malade voit très bien passer les doigts et les compte. Toujours quelques légères masses.

On avait d'abord pensé un moment à la possibilité d'une petite hémorragie, puis on diagnostique un décollement.

Ventouse scarifiée. Extrait de quinquina, onguent napolitain : on décide une électrolyse.

La malade s'accuse elle-même, trouvant qu'elle avait travaillé trop tôt; les jours précédents, *elle avait battu et secoué des tapis.*

OBSERVATION VII (Inédite)

(Prise à la clinique du Dr ABADIE).

M. M..., 22 ans, employé aux Halles.

Opéré il y a 4 ans pour myopie forte avec lésions choroïdiennes de l'œil gauche (extraction du cristallin après discission).

Cet œil gauche a la plus mauvaise acuité.

Nous n'avons pu retrouver de renseignement sur le degré exact de la réfraction et de l'acuité.

Actuellement après 4 ans :

OG (opéré), $V = 1/8$ sans correction.

Lit n° 4 de De W. avec $90° + 1,25 + 3,50$.

OD non opéré, le meilleur il y a 4 ans, donne aujourd'hui $V = 1/15$ avec $- 20^D$.

Le malade est très amélioré pour la vision à distance : ce qui lui donne plus de facilité pour l'exercice de sa profession.

OBSERVATION VIII (Inédite)

(Prise à la clinique du Dr ABADIE.)

M. Lucien M., 23 ans.

Le malade se présente à la clinique pour une myopie dont il fait remonter l'origine à une méningite survenue à l'âge de 3 ans.

Jusqu'à 7 ans, il a toujours été maladif (bronchite, pneumonie, etc.). Les parents ne sont pas myopes, mais une sœur plus jeune l'est. C'est depuis 6 ou 7 ans qu'il a constaté les progrès constants de sa myopie et l'affaiblissement graduel de sa vue.

OD avec $- 12^D$, $V = 1/3$ faible.

Le malade dévie un peu l'œil pour fixer, probablement à cause de la petite lésion maculaire. Sans déviation de l'œil, dans la fixation centrale, on obtient avec le même verre, — 12 ᴰ, V = 1/4.

A l'ophtalmoscope, large croissant externe embrassant plus de la moitié de la papille ; de plus, au niveau de la macula, très petit amas pigmentaire, noir, sans lésions atrophiques, sans taches blanches de choroïdite.

A la pupilloscopie, M = — 12ᴰ.

Staphylome postérieur étendu. Lésions choroïdiennes formant autour du nerf optique une zone atrophique blanchâtre avec des prolongements en rayons.

Au centre de la macula existe un foyer de choroïdite formé de deux petites bandes d'atrophie jaunâtres se coupant de façon à figurer une sorte d'étoile à trois branches ou d'Y. Elles sont limitées par une large bordure de pigments très noirs.

10 *mai* 1898. — OG. On fait une très large discission avec le couteau de De Graefe après atropinisation. L'opération a été entreprise surtout en vue d'enrayer les lésions choroïdiennes.

12 *mai*. — Masses cristalliniennes très gonflées, emplissant la chambre antérieure. La tension de l'œil est élevée, mais sans douleur ni forte réaction. On doit cependant remettre au lendemain l'opération le malade ayant pris des aliments et ne pouvant être chloroformé.

13 *mai*. — Le malade a beaucoup souffert de l'œil glaucomateux. L'évacuation sous chloroforme se fait à la pique, les masses cristalliniennes sont évacuées en entier. Issue d'une très petite quantité de vitré.

15 *mai*. — Les douleurs ont cessé immédiatement après l'évacuation, l'œil n'est plus glaucomateux.

25 *mai*. — Tension normale ; toute réaction post-opératoire a disparu. Il reste encore des masses opaques. On continue l'atropine quelques jours et on attend pour l'extraction.

30 *mai*. — Le malade se présente avec l'œil opéré glaucomateux, la cornée floue, de l'hypertension, des douleurs supportables. Depuis avant-hier, le malade a souffert modérément de son

œil. Depuis ce moment, il accuse un affaiblissement de la vision.

Les quelques masses cristalliniennes qui restent dans les débris de la capsule ne peuvent avoir amené cet état glaucomateux, mais, à la partie inférieure de la cornée, dans une des cicatrices des ponctions à la pique, très léger enclavement d'un filament d'iris. C'est à cet enclavement que doit être attribué le glaucome.

Le 1er juin. — Section de cette adhérence sous chloroforme à l'aide du couteau de De Graefe.

Le 8 juin. — Après section de l'adhérence irienne la douleur a persisté, pendant cinq jours tout en diminuant rapidement. Aujourd'hui plus de douleur, mais encore injection périkératique et un peu de trouble de la cornée, on ne voit plus d'enclavement et, à travers la pupille, on commence à apercevoir le reflet rougeâtre du fond de l'œil.

Pas de tension du globe oculaire.

Cornée très claire. Pupille allongée en bas et en dehors.

Les lésions du fond de l'œil sont atténuées.

Le 5 mai. — OD. avec — 13^D V $= 1/4$.

OG. lit NCD à 2^m avec — 11^D.

Le 28 juin. — OG. lit NCD à 3^m avec $+ 2^D$.

De près, n° 6 avec $+ 6^D$.

Le 19 juillet. — OG. lit NCD à 3^m avec $+ 2^D$.

Lit n° 6 avec $+ 6^D$.

Le 5 novembre. — OD. Avec — 12 V $= 1/3$.

OG. Avec $+ 1.75$ V $= 1/6$.

De près, n° 6 avec $+ 4^D50 (1)$.

---

(1) Le 6 janvier 1899, nous avons eu l'occasion de revoir cet opéré. L'acuité est la même des deux côtés, V $= 1/3$. L'hypermétropie est de 1^D75 pour la vision de loin.

De près avec $+ 6^D$ lit n° 4 de De Wecker, avec $+ 7^D$ lit le n° 3.

La réfraction de l'œil non opéré est diminuée *d'une dioptrie* depuis le premier examen : *les lésions choroïdiennes sont en voie de régression.*

Observation IX

(résumée d'après Zanotti).

Mlle C. S., 16 ans, tailleuse.

Après avoir commencé à l'âge de 8 ans à travailler dans une filature de soie, la malade s'aperçoit que sa vue, assez bonne alors, diminue peu à peu. Elle continue péniblement ce travail pendant 6 ans encore et doit enfin le quitter. A Milan, on la traite par les ferrugineux et le port continuel de verres — 10^v ; les verres prescrits causent des vertiges sans améliorer sensiblement la vision. Elle éprouve une céphalalgie persistante, de la diplopie.

La malade travaille ensuite dans la couture.

Fille très développée, bien constituée, bien portante. Aucun myope dans sa famille.

Les verres, la skiascopie, l'image droite après atropinisation donnent le 4 *juillet* 1896 V = OD. avec — 15^v =: 1/10 difficilement.

OG. avec — 13 = 1/6.

A l'ophtalmoscope, staphylome postérieur entourant les 2/3 de la papille, quelquefois petites plaques de choroïdite atrophique plus marquée à droite ; de ce côté, quelquefois, tenus flocons du vitré et plaque de choroïdite atrophique intéressant incomplètement la région maculaire.

La macula gauche indemne.

Le traitement médical échoue.

Le 30 août 1896. — OD. Iridectomie après déchirure en ( ) de la capsule, extraction à la curette des masses transparentes.

Pas de trace de réaction.

Le 22 novembre. — Arrachement capsulaire pour avoir une pupille absolument noire.

Le 1er décembre. — OD., avec + 2^v,25, V = 1/2.

La malade peut reprendre son travail à la filature, mais l'œil *non opéré* baisse toujours ; elle doit le fermer pour voir du côté opéré.

Février 1897. — OG., avec — 16ᵈ, V = 1/10 à peine.

A l'ophtalmoscope, plaque de choroïdite en évolution dans la région maculaire indemne en juillet 1896.

La malade réclame vivement d'être opérée de l'autre œil.

Le 22 février 1897, même opération à gauche que celle de droite.

Après 48 heures, changement de pansement et instillation d'atropine, pas d'élévation du tonus.

A la fin de mars, arrachement capsulaire.

Au commencement d'avril (10 jours après), OG., avec + 2, V = 1/2.

Reprend son travail.

Revue le 1ᵉʳ septembre 1897, la malade est enchantée, l'acuité visuelle et le fond d'œil sont dans le même état que quelques jours après l'opération.

La malade dit qu'elle peut continuer à travailler pendant des heures sans interruption et sans fatigue oculaire.

OBSERVATION X

(Prise à la clinique du Dʳ ABADIE, en 1892, et rapportée par BOUCHARD).

Mᵐᵉ M..., 39 ans. « Grand'mère myope.

« Sa myopie progresse depuis l'âge de 30 ans et elle vient con-« sulter parce que sa vue baisse.

« Lésions profondes : staphylomes postérieurs avec altéra-« tions choroïdiennes maculaires.

« A l'œil droit, myopie de — 20ᵈ et acuité visuelle de 1/40.

« A gauche, — 20ᵈ, V = 1/15.

« L'œil droit est opéré le 22 juillet 1891 par extraction.

« Examen de l'œil opéré le 12 mai 1892. L'acuité visuelle est de 1/16 sans verre. De près elle déchiffre sans verre le nº 9. »

Nous avons pu nous renseigner sur l'état actuel de cet œil (c'est-à-dire 7 ans et demi après l'intervention).

Cette malade nous écrit (décembre 1898) : « Les résultats de
« l'opération n'ont pas changé. J'emploie les *deux yeux* pour la
« vision éloignée ; je regarde les objets rapprochés de l'œil gauche
« et je travaille sans verres. D'ailleurs, je ne m'en suis jamais servi
« et je *remarque que la vision de l'œil opéré est plus grande*
« *qu'auparavant.* »

OBSERVATION XI (Inédite)

(Myope opérée à la clinique du Dr ABADIE, en 1894).

Mme Men., 32 ans.

Lésions de chorio-rétinite pour lesquelles on propose la suppression du cristallin.

Avant l'opération (28 mars 1894).

OD. avec — 11$^\text{D}$, V = 1/6.

OG. avec — 13$^\text{D}$, V = 1/3.

L'œil droit est opéré en mai 1894.

Le 14 *novembre* 1894. — OD. (opéré) avec + 12$^\text{D}$, lit le n° 3
de De Wecker.

Le 17 *janvier* 1899. — OD. (opéré) avec + 5$^\text{D}$, V = 1/2 faible,
de près lit le n° 1 de De W., avec + 9.

SUPPLÉMENT

JEAN JANIN. — MÉMOIRES ET OBSERVATIONS ANATOMIQUES, PHYSIOLOGIQUES ET PHYSIQUES SUR L'ŒIL ET LES MALADIES QUI AFFECTENT CET ORGANE. — 1772.

OBSERVATIONS ET DISSERTIONS SUR LA CATARACTE, IVe OBSERVATION
(p. 232).

Sur une vue myope qui se change en presbyte après l'extraction de la cataracte.

« Madame la veuve Reguilliat était myope depuis sa naissance au point que pour lire elle étoit obligée de porter son livre à environ 2 pouces et demi de l'organe. Sa vue resta toujours dans le même état jusqu'à l'âge de 70 ans, temps auquel la cataracte se manifesta dans chacun de ses yeux. Opération au commencement d'août 1769...

« La vue de cette dame se perfectionna au point qu'elle eut la satisfaction de s'appercevoir qu'elle distinguoit beaucoup mieux les objets éloignés qu'elle ne l'avait jamais fait et de pouvoir lire sans lunettes, et cela en éloignant le livre de l'organe d'environ 15 à 16 pouces, ce qu'elle ne pouvoit faire si le livre étoit à une moindre distance.

« Voilà un œil myope que l'extraction du cristallin cataracté a changé en presbyte. Quelle peut être la cause de ce phénomène ?

« Pour l'expliquer d'une manière satisfaisante, il faut nous rappeler ces principes de Physiologie.

« 1° Que la myopie n'est causée que par le trop grand volume du corps vitré ou par celui du corps crystalloïde. De là s'ensuit, d'après l'opinion de tous les Physiciens que les rayons venant d'un objet éloigné se réunissent avant que d'avoir pu atteindre le fond concave de l'œil : ce qui empêche de distinguer l'objet, du moins parfaitement ;

« 2° Que la presbyopie a pour cause selon le sentiment le plus généralement reçu l'affaissement du crystallin et du corps vitré ; ce

recourir à cette triste nécessité, j'adresse mes malades à celui des oculistes que je crois le plus expérimenté. » Cette lettre signalée à la dernière page du tome 116 des *Annales d'oculistique* de 1896 par un auteur *anonyme*, ne nous prouve nullement que Janin ait été cet « oculiste le plus expérimenté auquel Desmonceaux fait allusion ». Du moins rien dans ses œuvres ne l'indique. Cette même année 1772 JANIN publie un ouvrage (1) dans lequel il explique l'action exercée sur la myopie forte par la suppression du cristallin *cataracté*, mais il ne fait aucune allusion à l'extraction du cristallin *transparent*. Nous avons cité dans le Supplément (p. 96) deux observations de Janin, pour montrer quelles étaient à cette époque les théories sur les causes de la myopie.

D'après Desmonceaux, WENZEL aurait fait *beaucoup* de ces opérations ; malheureusement aucun passage de ses œuvres n'en fait mention. Il parle bien de la myopie à l'article Myopie de son *Manuel d'oculistique* (1808), mais dans ce chapitre pas plus qu'à l'article Cataracte, on ne trouve aucune allusion à cette opération qui, au dire de Desmonceaux, lui était familière. « Aucun médicament ne peut corriger ce défaut (la myopie) d'une manière efficace, car les remèdes généraux... sont employés toujours ou presque toujours sans succès. Les malades sont obligés d'avoir recours à des verres concaves pour opérer une nouvelle réfraction des rayons lumineux... J'ajouterai seulemen

---

(1) Jean JANIN. Mémoires et observations anatomiques, physiologiques et physiques sur l'œil et les maladies qui affectent cet organe, 1772.

que leur état devient ordinairement un peu meilleur avec l'âge ».

D'après Ettmuller, Otto aurait le premier en Allemagne fait cette opération en 1799. Pour d'autres ce serait Beer, toujours en 1799, tandis que Fukala prétend que l'honneur d'avoir proposé l'extraction de la lentille ou sa réclinaison pour la première fois, revient non à Beer mais à Richter (1790 — 3ᵉ partie, p. 555) qui, le premier, définit bien la cause de la myopie. Beer, au contraire, toujours d'après Fukala, se demande si dans les myopies extrêmes on ne pourrait pas guérir en partie par l'enlèvement de la lentille. Mais, « la difficulté qu'on éprouve à extraire un cristallin incomplètement cataracté étant très grande, trouverait-on, dit-il, un myope comprenant les avantages d'une pareille opération et consentant à la subir ? » Nous objecterons seulement à M. Fukala que Janin aussi en 1770 avant Richter avait bien exposé les causes de la myopie telle que nous la concevons aujourd'hui et que si Richter a seulement « proposé » l'extraction en 1790, Desmonceaux avait fait la même proposition antérieurement.

Dans son *Traité des maladies des yeux*, en 1818, Desmours écrit (tome I, page 453) « la convexité, celle du cristallin est souvent très sensible lorsqu'on extrait à un myope ce corps devenu opaque ».

Il résulte de tout ceci qu'il sera bien difficile, à notre avis, de trouver avant le Congrès de 1858 un chirurgien ayant enlevé un cristallin transparent chez un myope *en se proposant* **seulement** *d'agir sur la myopie*. Beaucoup d'oculistes y ont songé, mais peu ont passé de la théorie à la pratique, et ce ne serait peut-être pas trop s'avancer que de dire aucun.

Pendant toute la fin de la première moitié de ce siècle il n'en est plus question, c'est à peine si incidemment dans son *Traité de chirurgie oculaire* en 1844, DEVAL y fait allusion. En 1847 CARRON DU VILLARD (1) écrit : « M. Desmours a guéri des myopies très prononcées en abaissant le cristallin ».

En 1858, au Congrès de Heidelberg, on entend pour la première fois parler de suppression du cristallin faite en vue de guérir la myopie. Ce sont MOOREN et WEBER qui ont pratiqué ces opérations dont les résultats sont peu encourageants : aussi leur proposition est-elle fort mal accueillie de toutes parts. Donders qualifie même cette intervention de « coupable témérité ». De Graefe y est opposé (entgegentreten) (2). Enfin nul n'est de l'avis des chirurgiens. Personne depuis n'ose plus en parler.

Nous devons à l'obligeance de M. le Dr Darier d'avoir entre les mains une lettre du Pr GRAEF (de Halle) datée de 1897, dans laquelle nous relevons le passage suivant : « Je me permets de vous faire savoir que j'ai accompli ladite opération déjà deux fois en l'année 1864 et avec le meilleur succès. Mais les objections qui m'ont été faites d'abord par A. de Graefe et qui étaient parfaitement fondées dans un temps où l'antisepsie n'était pas encore en usage m'ont décidé à m'abstenir de recommencer

---

(1) Guide pratique pour l'étude et le traitement des maladies. Tome II, p. 552.

(1) FUKALA, 1896, analysé par VACHER. *Clinique ophtalmologique.*

cette opération et *même de publier* les observations précédentes. » On peut juger par cette lettre et par l'oubli dans lequel tomba pendant trente ans cette opération, de l'autorité exercée par Donders et de Graefe sur leurs contemporains. C'est à peine si on trouve pendant cette période quelques tentatives isolées qui n'ont été signalées dans aucune bibliographie et qui n'en sont pas moins instructives : Au congrès de la *Société Néerlandaise d'ophtalmologie* tenu à Amsterdam le 13 décembre 1896, M. DE HAAS relate le cas d'un malade de 49 ans opéré en 1870, soit *vingt-six ans* auparavant.

Au congrès de la *Bristish Medical Association* tenu à Carlisle en juillet de la même année, LITTLE parle d'un malade opéré dix ans auparavant, soit en 1886.

A cette époque, l'antisepsie commence à se répandre, les chirurgiens deviennent de plus en plus hardis, et tandis que la chirurgie générale se renouvelle, l'oculistique se transforme, les cas de perte de l'œil diminuent, on songe alors à remettre en honneur cette opération de la myopie, redoutable autrefois, plus encore par les dangers d'infection que par les chances de décollement.

En 1888, RUIZ et KŒNIG dans un article sur la pathogénie et le traitement de la myopie progressive donnent des vues purement théoriques sur cette opération.

En même temps à Vienne et à Orléans, deux oculistes, FUKALA et VACHER, expérimentent ce traitement par des moyens différents il est vrai, le premier pratiquant la discission suivie d'extraction, le second, l'extraction simple.

Depuis plus de vingt ans, dit Vacher, Fukala songeait à cette intervention, mais c'est par égard pour son maître, de

Arlt, qu'il ne l'a pas pratiquée avant le mois d'avril 1887 et ce n'est qu'après 23 discissions suivies de succès qu'il a fait sa première communication en 1889 à la *Société de médecine de Vienne.*

Un an plus tard, le 7 mai 1890, ignorant les travaux de Fukala, M. VACHER, d'Orléans, au sujet du rapport de Bravais sur la myopie à la *Société française d'ophtalmologie*, publiait ses observations d'extraction simple.

En 1891, à la séance du 6 octobre de la *Société d'ophtalmologie de Paris*, M. ABADIE relatait le cas d'une malade qu'il avait opérée avec succès, et à la séance suivante, M. Vacher lisait un second mémoire sur le « Traitement de la myopie progressive choroïdienne et la prophylaxie, du décollement par l'extraction du cristallin transparent ».

Jusqu'au travail d'OSTWALT (1), l'intervention ménageait aux chirurgiens des surprises, car il semblait impossible d'en prévoir les résultats optiques qui ne concordaient jamais avec ceux que l'on attendait. Ostwalt, après BADAL (1878-81), eut donc le mérite d'établir une formule simple d'après laquelle on pouvait approximativement calculer les effets probables de la suppression du cristallin qui devenait ainsi une opération véritablement rationnelle, reposant sur des données scientifiques. En 1895, EPERON, de Lausanne, HIRSCHBERG, en 1897, confirmaient les résultats d'Oswalt.

Cette opération, *conçue* au xviiie siècle, et réglée seulement à la fin du xixe, après la découverte de l'antisepsie,

---

(1) OSTWALT. Séance du 3 décembre 1891 de la Société d'opht. de Paris.

est aujourd'hui pratiquée dans toute l'Europe, malgré l'opposition que lui firent à son apparition et que lui font encore certains oculistes français et étrangers. Nous ne pouvons citer ici dans ce rapide historique tous les travaux auxquels elle donna naissance depuis 1891 ; nous renvoyons pour cela à la bibliographie. Nous nous contenterons seulement de rappeler qu'elle fut discutée à presque tous les congrès d'ophtalmologie, et dans beaucoup de Sociétés savantes : et l'on peut dire que, exécutée avec prudence et dans des cas *bien déterminés*, la suppression du cristallin, malgré quelques insuccès, est appelée à rendre de grands services aux malades atteints de myopie forte ou progressive.

CHAPITRE II

JUSTIFICATION THÉORIQUE DE L'OPÉRATION

Tout en ne voulant pas nous écarter de notre cadre, nous croyons bon d'essayer de montrer à l'aide de quelques données d'optique résumées que l'opération qui nous occupe est une opération rationnelle, dont on peut *approximativement* prévoir scientifiquement les résultats. Ce chapitre ne contient que les renseignements indispensables à cette démonstration. Nous laissons à d'autres plus compétents le soin de faire une étude approfondie de la question.

Fuchs considère la myopie comme « *cet état de réfraction de l'œil* (1) *dans lequel les rayons tombant parallèlement sur lui se réunissent au-devant de la rétine* » (2).

Au point de vue clinique on distingue deux sortes de myopie : l'une appelée *myopie de travail, myopie acquise*, est due d'après Hippel et Stilling à la croissance anormale du bulbe par suite de la pression des muscles pendant le développement du corps. Elle reste stationnaire une fois la crois-

---

(1) Masselon ajoute : « Dépourvu de toute accommodation ».
(2) Fuchs. Manuel, 2ᵉ édit. franç., p. 728.

sance terminée. Nous n'aurons pas à nous en occuper, sauf pour des degrés très élevés.

Dans la myopie acquise sans lésions, l'opération n'est que rarement indiquée, au contraire, des verres concaves rendent de grands services. Tant que ces myopes peuvent voir de loin et travailler dans le fin avec des lunettes, sans gêne pour l'accommodation, on n'a pas à intervenir, car ce serait placer ces individus dans les mêmes conditions que des opérés de cataracte qui ne peuvent voir les objets extérieurs qu'avec des verres convexes forts, et ce serait les priver à tort de leur accommodation, ce qui n'est nullement un avantage dans la myopie faible ou moyenne (1).

L'autre, *myopie progressive, myopie maligne*, est congénitale, se développe dans le bas âge *indépendamment de tout travail* proche. Elle fait de très rapides progrès, cause des altérations de la choroïde, de la rétine, du vitré, et un allongement du bulbe.

Trois facteurs peuvent, dans la myopie progressive, amener en avant de la rétine le foyer du système dioptrique oculaire. La myopie peut être due soit à une exagération de courbure de la cornée (*myopie de courbure*), soit à une altération de l'indice de réfraction du cristallin (*myopie cristallinienne*), soit enfin à l'allongement de l'axe antéropostérieur du globe oculaire (*myopie axile*).

On trouve déjà ces trois formes signalées en 1770 dans le *Traité* de DESHAIS-GENDRON. Elles se présentent avec une inégale fréquence, les deux premières sont même assez

---

(1) HIPPEL. *Deutsche med. Woch.*, 1897.

rarement isolées et se rencontrent presque toujours asso-
ciées à la myopie axile qui est commune.

Nous pouvons donc dès maintenant considérer comme
constant l'appareil dioptrique, et comme variable la longueur de l'axe : c'est DE ARLT en 1854 qui semble avoir le
premier nettement démontré la fréquence de la myopie
axile.

En 1878, BADAL écrivait : « La myopie et l'hypermétropie sont, dans la plupart des cas la conséquence d'une
anomalie de longueur de l'axe antéro-postérieur du globe,
la puissance dioptrique de l'œil étant la même à très peu
de choses près dans tous ces yeux. C'est par suite d'un abus
de langage passé en habitude qu'on dit d'un œil myope qu'il
est trop réfringent, et d'un œil hypermétrope qu'il a un
déficit de réfraction. En réalité, le premier est simplement
un œil trop long.... eu égard à la distance focale d'un appareil dioptrique de même puissance ». Badal voulait dans
son travail rechercher si le diagnostic rétrospectif du degré
de myopie était possible chez les opérés de cataracte ; ce
diagnostic devait permettre, d'après lui, de voir si certaines
scléro-choroïdites postérieures dont l'existence ne se révèle
qu'après l'extraction du cristallin, se rattachent ou non à
un état myopique.

Le travail de Badal semble avoir été sinon inconnu aux
premiers opérateurs de la myopie, du moins oublié par
eux. Tous, d'après les travaux de Donders, de Mauthner,
sachant que l'extraction du cristallin *cataracté* chez un
emmétrope donnant naissance à une hypermétropie qui né-
cessite l'emploi d'un verre + 10" placé à 13 millimètres de
la cornée, pensaient que la suppression du cristallin *trans-*

parent chez un myope, devait par analogie diminuer l'amétropie de 10ᴰ. Chez un myope de 12ᴰ, par exemple, la disparition du cristallin devait laisser au patient une myopie de deux dioptries. Nous sommes loin des résultats de Badal d'après qui un myope privé pour une raison quelconque de son cristallin, ne devenait emmétrope que si la myopie antérieure avait été égale à — 28ᴰ.

« Fukala (1) après avoir constaté que les recherches faites sur la réfraction du cristallin ont donné des résultats bien différents, après avoir cité les chiffres donnés par Knapp, Adamük, Woïnow, Mandelstamm, Schöller, Helmholtz, Reich, etc., conclut que les mensurations ophtalmométriques pour la réfraction du cristallin ne peuvent donner aucune solution positive. Il en appelle donc aux données fournies par l'expérience pratique après l'opération de la cataracte ou les traumatismes du cristallin.

« On trouve alors que par la perte du cristallin, la réfraction de l'œil baisse de 9,5 jusqu'à 10 dioptries et le résultat est le même, qu'il s'agisse d'un vieillard ou d'un enfant. Mais si l'on tient compte que le verre correcteur se place à 13 millimètres devant l'œil, la distance focale du cristallin serait donc de 11ᴰ environ.

« *Partant de cette supposition je croyais* a priori *que des myopes de* 10ᴰ *après l'extraction du cristallin devaient devenir emmétropes, aussi n'ai-je pas été peu étonné de trouver que mon premier opéré qui avait une myopie de* — 11ᴰ *avait besoin comme aphaque d'un verre correcteur* + 6ᴰ. La réfrac-

---

(1) Fukala, 1891, in *Thèse* de Bouchard. Paris, 1892, p. 21.

tion de l'œil a été ainsi abaissée de 17°. Chez tous mes autres opérés le résultat a été le même. Je fais remarquer que chaque fois j'ai fait mes examens avec la plus grande exactitude et à plusieurs reprises : je me suis toujours servi de l'atropine et de l'ophtalmoscope ».

A la séance du 6 octobre 1891, M. Abadie présentait une malade de 18 ans qu'il avait opérée pour enrayer les lésions de choriorétinite maculaire accompagnant une myopie de 23°. « 2 mois après, dit-il, je constatai avec surprise que la myopie avait disparu, que les verres concaves troublaient la vision des objets éloignés et que pour la lecture il fallait un verre + 5° ». Cherchant à expliquer ce fait, M. Parent prête alors au cristallin une valeur réfractive de 16 à 18°, ce qui « par conséquent rend son action équivalente à celle d'un verre + 22° placé à 2 centimètres en avant de l'œil ». L'explication de M. Parent était inexacte ; il fallait chercher ailleurs.

C'est à ce moment que parut un nouveau mémoire sur la réfraction de l'œil aphaque avec formules analogues à celles de Badal, mais donnant des résultats se rapprochant peut-être plus de la vérité.

Dans ce mémoire, M. Ostwalt rappelait d'abord que les formules qui servent à établir rétrospectivement l'état de réfraction antérieur à l'extraction suivant la force du verre correcteur, avaient conduit à appliquer pratiquement ces conclusions théoriques. « Nous avons en vue les tentatives assez nombreuses de guérison de la myopie excessive par discission du cristallin transparent, faites naguère par un oculiste autrichien hardi, *peut-être trop hardi*, M. Fukala de Pilsen et recommandées également par M. Santos Fer-

nandez au dernier congrès médical d'Espagne. » Fort heureusement le temps a couronné la « *hardiesse* » de M. Fukala.

Ostwalt complétait les données déjà fournies par Badal,
en faisant jouer à la myopie cornéenne un rôle qu'elle semblait avoir perdu depuis que l'on considérait le système
dioptrique de l'œil comme constant, et la longueur de l'axe
comme seule variable. Il posait en règle générale que l'on
devait « retrancher pour chaque dioptrie de la myopie *cor-*
« *néenne* environ 2/3 dioptrie du verre de 12ᵈ pour trouver
« le verre correcteur définitif à l'état d'aphakie ; ce rapport
« reste à peu près constant pour tous les degrés possibles
« de myopie cornéenne.

« Si la myopie est due à la force réfringente trop élevée
« *du système*, c'est-à-dire si la cornée et le cristallin sont
« tous deux plus réfringents que dans l'œil emmétrope,
« l'hypermétropie égalera celle d'un œil primitivement em-
« métrope diminué de 2/3 du nombre de dioptries que la
« cornée avait attribué à la myopie.

« Si le *cristallin* est seul en cause, quel que soit le degré
« de myopie, après l'opération le malade sera hypermé-
« trope de 11 à 12ᵈ ».

Si la myopie est due seulement à l'allongement de l'axe
dont la longueur normale est 22ᵐᵐ,5, on sait que tout
accroissement de longueur de 0ᵐᵐ,3 augmente la myopie
de 1ᵈ. Comme conclusion on dira qu'à *chaque dioptrie d'hy-*
permétropie de l'œil aphaque, en moins correspondrait 2ᵈ *de*
myopie en plus avant la perte du cristallin.

En 1895, EPERON, de Lausanne, considère à priori la
myopie et surtout la myopie forte comme due exclusive-

ment dans la grande majorité des cas à l'allongement de l'axe optique de l'œil. Cet axe étant pour lui normalement de 24 millimètres, chaque millimètre en plus de cette valeur représente une augmentation de réfraction de 3^n si on la calcule à partir du foyer antérieur.

Eperon donne la formule :

$$R' = \frac{1000}{24 + \dfrac{R}{3}} - 32^n5$$

dans laquelle $32,5 =$ force réfringente de la cornée ;

$R =$ verre correcteur primitif de l'œil ;

$R' =$ verre correcteur de l'œil aphaque.

Pour $R = 20^n$ nous aurons $R' = O$, c'est-à-dire que l'œil sera emmétrope.

Cette formule qui montre que l'effet optique produit par la disparition du cristallin n'est point constant, mais varie avec chaque degré d'hypermétropie, ne tient compte que de l'allongement de l'axe et nullement du rôle que peuvent jouer parfois la cornée et le cristallin. Aussi, Eperon ajoute : « Il en serait du reste de même mais avec des variations un peu moins considérables, si la myopie était due exclusivement à une exagération de la force réfringente de la cornée. Ces variations seraient par contre beaucoup plus fortes si la myopie était due uniquement à une augmentation de la force réfringente du cristallin ».

Stadfeldt, cité par Tscherning, est arrivé à peu près au même résultat que Eperon.

Eperon conclut :

« 1° Dans la myopie axile, l'effet optique de l'enlèvement

du cristallin peut être assez exactement calculé au moyen de la formule donnée plus haut, surtout si l'on a eu soin de mesurer préalablement le rayon de courbure de la cornée. Il faudra naturellement tenir compte soit de l'astigmatisme préexistant, soit de l'astigmatisme plus ou moins régulier produit par l'incision cornéenne ;

« 2° Les résultats optiques obtenus à l'aide de l'extraction du cristallin dans les cas de myopie forte confirment le fait généralement admis déjà que la grande majorité des cas de ce genre sont dus exclusivement à l'allongement de l'axe optique ;

« 3° L'opinion que le cristallin joue un rôle important dans la production de la myopie forte et qu'il possède une puissance réfringente supérieure à celle de la lentille dans l'œil emmétrope, cette opinion est erronée :

« 4° Une force réfringente exagérée de la cornée paraît être la cause la plus fréquente de la myopie forte dans les cas relativement rares de myopie de courbure. Peut-être le cristallin joue-t-il *parfois* aussi un certain rôle dans ces cas. Seule, la mensuration de la courbure cornéenne pratiquée dans chaque cas pourra nous apprendre ce qui revient à la cornée et ce qui revient au cristallin dans la genèse de la myopie de courbure ».

Nous ajouterons un seul mot à la conclusion d'Éperon : c'est que cette mensuration de la courbure cornéenne théoriquement excellente n'est jamais faite par aucun praticien.

A l'avantage que le malade retire de l'opération au point de vue réfraction s'en ajoute un autre : *l'agrandissement des images rétiniennes.*

Chez un myope porteur de verres très forts, les images
rétiniennes sont *rapetissées* parce que le 2ᵉ point nodal se
rapproche de plus en plus de la rétine.

Si, au contraire, au lieu de placer devant l'œil un verre
concave fort que le myope ne pourra supporter, nous ren-
dons cet œil aphaque, nous retranchons ainsi un milieu
du système dioptrique oculaire, et le 2ᵉ point nodal se
rapproche du premier au point de se confondre avec lui.
Par définition donc, le 2ᵉ plan principal également se con-
fondra avec le 1ᵉʳ qui sera tangent à la surface externe de
la cornée : nous aurons donc une *image plus grande*.

Il convient d'ajouter que les formules de Ostwalt, Eperon, Stadfeld, Hirschberg sont à peu près exactes pour
la réfraction aussitôt l'opération ; à mesure que l'on s'éloigne de la date de l'intervention, les erreurs, s'il y en a, aug-
mentent. En effet, dans le cas où l'œil n'est pas emmétrope,
la myopie restante diminue peu à peu à la longue, tandis
qu'au contraire l'hypermétropie tend à augmenter ; on
trouverait peut-être l'explication de ces différences de résultats, dans la diminution progressive de longueur de
l'axe de l'œil après l'opération.

CHAPITRE III

MANUEL OPÉRATOIRE

M. Fukala et M. Vacher lorsqu'ils remirent en honneur cette opération eurent recours à des procédés différents; le premier conseilla la discission suivie quelques jours après de l'évacuation des masses ramollies : le second fit l'extraction simple dans tous les cas. — Nous allons donc exposer le plus rapidement possible le procédé de M. Fukala en le faisant suivre de quelques modifications légères apportées par divers auteurs, et nous indiquerons ensuite la technique de M. Vacher et des partisans, peu nombreux d'ailleurs, de l'extraction simple.

Comme il existe un groupe de chirurgiens ayant recours *suivant les cas* à l'extraction ou à la discission, nous intercalerons leur procédé : leur nombre semble d'ailleurs augmenter de jour en jour.

DISCISSION

C'est au mémoire lu par Fukala au Congrès de Moscou en 1897 que nous empruntons les renseignements suivants.

L'auteur renonce tout d'abord pour la ponction de la

qui est une suite de l'âge des personnes qui ont cette espèce de vue. D'autres disent au contraire que cette indisposition de l'organe visuel vient de l'inaction de la couronne ciliaire ce qui empêche le corps crystalloïde à se porter en avant lorsqu'elles veulent distinguer un objet voisin ;

« 3° Que le crystallin est beaucoup plus dense que le corps vitré, par conséquent les réfractions que subissent les rayons de lumière dans celui-ci sont moins fortes que celles qui se font dans le corps crystalloïde.

« Ces vérités rappelées, on conçoit, que le crystallin opaque que j'ai extrait de l'œil gauche de Madame Reguilliat n'ayant guère plus de volume que ceux des yeux ordinaires, la myopie de cette Dame ne devait provenir selon toute apparence que de la trop grande étendue du corps vitré ; or, celui-ci étant sans crystallin est suffisant pour réfracter les rayons lumineux et déterminer leur réunion exacte sur l'organe immédiat de la vue ; ce qui rend les perceptions très distinctes ; mais aussi pour qu'elles le soient il faut que cette Dame éloigne son livre de 15 à 16 pouces de son organe pour pouvoir lire. Il y a lieu de présumer que si l'action de la couronne ciliaire de cet œil pouvait avoir son effet, elle pourrait pour lors, à cause de la plus grande convexité du corps vitré, lire et distinguer de petits objets dans un moindre éloignement que celui où elle les voit. Il résulte de là que la couronne ciliaire n'ayant plus de contraction chez cette Dame, le corps vitré garde constamment la même convexité antérieure, à quelque distance que puisse être un livre, de sorte qu'elle ne peut lire que dans un point déterminé qui est celui de 15 à 16 pouces.

« Il y a quelque vraisemblance que la couronne ciliaire de l'œil du sujet de l'observation précédente (1) varie par son action la

---

(1) Celle d'un fils de M. Soulier, ancien officier, opéré d'une cataracte congénitale. Après opération :

« M. Soulier eut la satisfaction de lire sans le secours des lunettes des ouvrages imprimés en très petits caractères, ce qu'il continue de faire encore.

« On sait que toutes les personnes auxquelles on a fait l'opération de la

forme convexe de la partie antérieure du corps vitré. Aussi,
M. Soulier voit également bien les objets voisins et éloignés ; voilà
d'abord une différenee dans les perceptions de ces 2 sujets, mais
il en existe encore une qu'il est essentiel de faire remarquer,
c'est que celui-ci a la configuration de son œil comme ceux qui
jouissent d'une bonne vue, au lieu que le globe de Madame Reguilliat annonce par sa grande sphéricité que cet organe était myope.
Ce n'est donc pas la même cause qui a donné à ces deux yeux la
faculté exclusive de pouvoir lire sans avoir recours à des lunettes
à cataracte. Mais quelle peut être cette cause ? J'en laisse l'explication aux physiologistes et aux physiciens.

« Je ne puis passer sous silence un autre phénomène que Madame Reguilliat a observé environ un an après. Sa première opération fit un tel progrès que la vue de cet œil fut bientôt perdue.
Mais, comme le peu de clarté qui distinguoit encore cet organe,
troubloit la vue de l'autre, la malade me sollicita à lui extraire cette
dernière cataracte, ce que je fis en juillet 1770.

« Cette opération se termina aussi heureusement que la première ; la vue de cet organe subit les mêmes gradations dans son
amélioration que celles de l'autre œil. Dès que les deux yeux furent
développés et rendus à la lumière, la malade s'apperçut avec éton-
nement qu'elle voyait les objets doubles, elle me fit part de cette
singularité et des inquiétudes qu'elle avait fait naître.

« Je cherchai à en reconnaître la cause ; pour cet effet, j'exa-
minai les deux yeux, ensemble et séparément, je n'y remarquai
rien qui put me la faire découvrir, car l'axe des deux yeux était
parallèle, il n'y existoit ni douleur, ni inflammation, le diamètre
des 2 pupilles étoit égal, je conclus de là que ce ne pouvoit être
que la foiblesse de la vue, dans l'œil qui venait d'être opéré qui

---

cataracte ont besoin de verres convexes pour pouvoir distinguer les plus
petits objets... Cependant le jeune opéré n'avoit pas besoin de lunettes pour
lire. Il serait intéressant de dévoiler la cause de ce phénomène extraordinaire. »
(Observation III, p. 228 et 229).

portoit le désordre dans les perceptions : en conséquence, je me
bornai à conseiller à la malade de laver son œil droit avec du vin
tiède, soir et matin, et d'y en faire entrer quelques gouttes à chaque fois. Ce moyen réussit au mieux, dans peu, sa vue se fortifia
et les perceptions cessèrent d'être doubles.

« Quelle pouvoit être la cause de cette duplicité dans les objets
apperçus ? Si l'on a recours pour expliquer cette illusion d'optique
aux points correspondants de la rétine ou choroïde, il sera, je crois,
très difficile de donner une solution satisfaisante de ce phénomène,
surtout si l'on observe que cette double vision présentoit l'objet
en 2 points, l'un étoit en haut et l'autre en bas : l'image supérieure
étoit très distincte, c'étoit aussi la place qu'occupoit l'objet apperçu :
l'image inférieure ou pour mieux dire, le spectre qui causoit l'illusion étoit à environ un pied du premier, mais plus foible en couleur et en lumière, que le supérieur.

« Mais, dira-t-on, quelle est donc la solution la plus vraisemblable qu'on puisse donner pour résoudre ce problème d'optique ?
J'espère de la donner dans mon *Essai sur la vision,* duquel je ne
cesse de m'occuper.

« En examinant le cristallin cataracté, j'observai qu'il était
plus aplati que dans l'état naturel : ce qui me fit présumer que la
myopie de M. Dugas n'était causée que par le trop grand volume
du corps vitré. Ne serait-il pas possible de remédier à une telle
indisposition par une ponction faite à la partie inférieure de la sclérotique à environ 3 lignes et demie du limbe de la cornée qui pé-
nétrât jusques dans le corps vitré ? L'expérience seule peut démontrer si ce moyen peut être mis au rang des préceptes de l'art. » (1).

------

(1) Page 245. Note. — VIe observation sur une cataracte fluide et crystalline,
compliquée d'hydrophtalmie et d'autres indispositions de l'œil.

Abbé DESMONCEAUX. — TRAITÉ DES MALADIES DES YEUX ET DES OREILLES. — 1786.

Tome I, page 406. — « La cataracte n'est pas la seule cause qui puisse déterminer à faire la section de la cornée. Le parfait myope est souvent dans ce cas lorsqu'on présume que le principe de cette maladie consiste dans le trop gros volume du corps lenticulaire. Alors j'ai souvent vu pratiquer cette opération avec succès parce que tout cristallin dans quelque état qu'il soit peut être extrait et que dans cette extraction le parfait myope en reçoit une amélioration réelle, un état qui rend plus facile la perception des objets. »

Tome II, page 140. — « Les myopes de 2 à 3 pouces de foyer sont des sujets bien malheureux, puisqu'ils ne voient que confusément ce qui est à leurs pieds ils sont par conséquent peu propres au travail. C'est pourquoi lorsqu'ils sont encore jeunes, mon avis est d'extraire le cristallin, ce qui diminuera l'extension de la cornée et rendra l'image des objets plus sensible. Cette opération ainsi que je l'ai annoncé dans mon opuscule que j'ai donné en 1776 est moins redoutable que celle de la cataracte parce que le cristallin qui n'est pas altéré dont la capsule est ouverte s'échappe plus aisément à l'ouverture de la cornée.

» Ce secours pour les myopes de la première classe n'était ni connu ni praticable avant l'opération par extraction et ne peut être que d'une grande utilité pour ceux qui ont besoin de travailler. »

Page 5. — « Cette sorte d'opération paraîtra nouvelle mais elle réussit et réussira presque toujours sous la main habile du baron Wenzel qui en a fait plusieurs fois l'épreuve... Malgré cela, je conseille pour ne pas risquer ce dont on jouit encore faiblement d'attendre toujours l'état malheureux de la cécité pour faire opérer. Autrement ce serait tenter la Providence. »

GLEIZE. — NOUVELLES OBSERVATIONS PRATIQUES SUR LES MALADIES DE L'ŒIL ET LEUR TRAITEMENT. — Paris, 1786.

Sur une vue myope qui se change en vue ordinaire
après l'opération de la cataracte, p. 93 et 94.

« Mme de Laleuf, de Chatillon-sur-Indre en Berry était myope de naissance ; à peine pouvait-elle distinguer de six pas les gros objets. A l'âge de soixante-dix dans, une cataracte aux deux yeux se manifeste. Le 15 septembre 1779 je lui fis l'opération en présence de plusieurs maîtres de l'art : Je mis hors de chaque œil un cristallin fort gros, convexe et de couleur jaune ; douze jours après l'opération, le bandeau levé, je mis la malade à un faible jour pour l'y accoutumer. Sa vue se fortifia au point que deux mois après l'opération, tandis que j'étois à Paris, elle me manda dans une lettre qu'elle distinguoit les gros objets de 550 pas et lisoit même sans lunettes.

« Cette observation fait voir que la myopie a son siège dans le cristallin trop volumineux et trop convexe, ce qui procure la trop grande réfraction des rayons lumineux qui ont une divergence en les rapprochant.

« Quoique la myopie soit regardée comme une incommodité incurable, elle se trouve guérie par l'opération de la cataracte parce qu'elle en emporte la cause. »

CONCLUSIONS

1° L'ablation du cristallin transparent pratiquée judicieusement, est une opération appelée à rendre de grands services pour deux raisons : *a*) elle diminue la réfraction élevée de l'œil opéré et s'oppose à toutes les conséquences funestes qui résultent de la distension excessive survenant toujours dans la myopie progressive. *b*) Elle permet à des individus condamnés à l'inaction par leur myopie, de pouvoir travailler et gagner leur vie.

2° Elle n'est indiquée que dans la myopie *stationnaire* forte, 14 à 16ᵈ, pour diminuer le degré de l'amétropie, lorsque les verres ne rendent plus aucun service, et à plus forte raison dans la myopie *progressive* pour enrayer les lésions choroïdiennes qui sont plutôt une indication d'opérer qu'une contre-indication, contrairement à ce que l'on pense généralement.

3° L'opération, sauf exceptions rares, devra rester *unilatérale*, jusqu'à ce que le temps nous ait fixés sur les résultats très éloignés (10 ans environ) de la première opération.

4° On devra de PARTI PRIS refuser d'opérer tout malade qui ne pourrait être suivi tous les jours aussitôt l'intervention ; on évitera ainsi, ou tout au moins par cette surveillance, on sera à même de remédier aux phénomènes glaucomateux parfois si dangereux qui suivent quelquefois cette opération.

5° Lorsqu'un myope présente un décollement d'un côté, on ne devra opérer l'autre œil que sur demande formelle du malade et à la seule condition de se trouver en présence de lésions choroïdiennes menaçant la vision ;

6° On ne devra pas en général opérer d'enfants au-dessous de 12 ans. A partir de 40 ans on ne sera appelé à intervenir que rarement et seulement dans les cas d'altérations choroïdiennes, car à partir de cet âge, la réfraction tend plutôt à diminuer.

7° Jusqu'à 35 ans, en général, on emploiera la *discission* suivie d'extraction, sans iridectomie. L'*iridectomie* est indiquée dans les discissions pratiquées après 35 ans. Enfin, à 40 ans on procédera à l'extraction simple.

8° Après la discission, on fera l'évacuation des masses après avoir attendu autant que possible leur ramollissement et leur désagrégation ; mais si des phénomènes glaucomateux apparaissent, il faudrait sans hésiter intervenir *immédiatement* et *sous chloroforme*.

9° Dans toutes ces manœuvres, on évitera avec le plus

grand soin les pertes du corps vitré, qui peuvent avoir des conséquences graves en exposant l'œil à des décollements immédiats ou *tardifs*.

Enfin après la discission on fera le moins possible d'évacuations, afin d'éviter la perte de vitré.

BIBLIOGRAPHIE

H. Boerhaave. — De morbis.oculorum prædilectiones publicæ ex codicibus auditorum editæ. Gottingæ, MDCCL; p. 220-232.

Deshais-Gendron. — Traité des maladies des yeux et des moyens et opérations propres à leur guérison. 3 vol. Paris, 1770, t. II, p. 336.

Jean Janin. — Mémoires et observations anatomiques, physiologiques et physiques sur l'œil et les maladies qui affectent cet organe. 1772, p. 232.

Gleize. — Nouvelles observations pratiques sur les maladies de l'œil et leur traitement. Paris, 1786.

Desmonceaux. — Lettres et observations anatomiques, physiologiques, sur la vue des enfants naissants... 1775.

— Traité des maladies des yeux et des oreilles, 2 vol. 1786.

Richter. — Anfangsgründe der Wundarzneikunst. 1790. T. III.

Baron de Wenzel. — Traité sur la cataracte. Paris, 1786.

Manuel d'oculistique, 2 vol., 1808.

Reveillé-Parise. — Hygiène oculaire ou avis aux personnes dont les yeux sont faibles ou d'une trop grande sensibilité. Paris, 1816, pp. 38, 43-66.

Weller. — Traité sur les maladies des yeux. *Traduct. fr. de Riestel.* 1832.

Ch. Deval. — *Chirurgie oculaire*, 1844, p. 109.

Weber. — Congrès d'Heidelberg, 1858.

Mooren. — Congrès d'Heidelberg, 1858.

Abadie. — Commun. à la *Société d'ophtalmol.* Séance du 6 oct. 1890. *Bull. de la Société*, 1890, p. 159.

Abadie. — Extraction du cristallin par discission dans la myopie forte. Congrès d'ophtalm. Paris, 1894. (*Bull. soc. opht.*, 1894.)

—   Congrès de Moscou, 1897. *C. R.*, p. 167.

Argyll Robertson. — Congrès de l'Assoc. méd. britannique tenu à Carlisle, juillet 1896. *Brit. med.* journ. 1896, II, p. 634.

Badal. — Méthode nouvelle pour le diagnostie rétrospectif de la réfraction après l'extraction du cristallin, et d'une façon générale dans l'aphakie. *Ann. ocul.*, juillet et août 1878, p. 42.

—   Leçons d'ophtalmologie. Paris, 1881, p. 191.

Bravais. — *Soc. franç. d'opht.* Rapport du 7 mai 1890.

Baudot. — Traitement de la myopie très forte par la suppression du cristallin ou l'ablation. *Thèse*, Paris, 19 juillet 1898.

Blessig (de Riga). — Congrès de Moscou, 1897, *C. R.*, p. 169.

H. Bouchard. — De la suppression du cristallin transparent comme traitement de la myopie forte ou progressive. *Thèse*, Paris, 2 juin 1892.

Blumenthal (Saint-Pétersbourg). — Congrès de Moscou, 1897. *C. R.*, p. 169.

Cross (de Bristol). — Congrès de l'Assoc. méd. britannique. Carlisle, juillet 1896. *Brit. med. journ.* 1896, II, p. 633.

Darier. — Congrès de Moscou, 1897. *C. R.*, p. 166.

Delens. — Traité de chirurgie (Duplay et Reclus), 2ᵉ édit., t. IV, p. 331.

Dubarry. — Traitement opératoire de la myopie forte progressive par l'ablation du cristallin. *Normandie méd.*, 1895, p. 419.

Eperon (de Lausanne). — De la correction opératoire de la myopie forte. *Arch. d'opht.*, 1895, p. 750 et sq.

C. Fröhlich (Berlin). — Ueber spontane und postoperative Kurzsichtigkeitsnetzhautablösungen. *Archiv. für Augenheilkunde.* T. XXXVIII. 1ʳᵉ livr., p. 11, octobre 1898.

Fuchs. — Comm. au congrès d'Heidelberg, août 1895.

—   Manuel d'ophtalmologie, 2ᵉ édition. Traduction Lacompte et Leplat, 1897.

Fukala. — Die operative Behandlung der höchstgradigen Kurzsichtigkeit, *Arch. f. opht.*, 1890, XXXVI, p. 230.

— Soc. ophtalm. d'Heidelberg. In *Ann. d'ocul.*, 1893,
t. II, p. 116.

— VIIIᵉ congrès international. Edimbourg, 1894. *Rev.
gén. d'opht.*, septembre 1894 et *Ann. d'ocul.* 1894,
t. II, p. 131.

— Heilung hochsgradiger Kurzsichtigkeit.... *Deuticke.*
Leipzig und Wien, 1896.

— Rapport au XIIᵉ congrès international d'ophtalmologie
de Moscou, août 1897. In *C. R.*, p. 153 et 176.

— *Von graef Arch. f. opht.*, XLIII, n° 1, p. 206,
1897.

Galezowski. — Séance du 3 novembre 1891 de la Soc. d'opht. de
Paris. *Bull. soc. opht.*, p. 186.

Goldzieher. — Discuss. sur l'opér. de la myopie élevée. *Ass. roy.
des méd. de Budapest,* nov. 1897. Analy. dans *Clin. opht.*,
janv. 1898.

Giraud-Teulon. — Art. *Myopie* dans Dechambre. T. XI, p. 253,
1876.

— La vision et ses anomalies.

Greeff. — Ueber die Bedeutung der Linse bei myopie. *Klinische
Monätsblatter für Augenheilkunde,* 1895, p. 360.

Gelpke et Bilher. — Die operative Bekaudlung der myopischen
Schwachsigtigkeit. *Beitr. zur Augenheilkunde.* T. III, p. 593
à 764, 1898.

Haab. — Comm. au congrès de Heidelberg, août 1895.

De Haas. — Le traitement opératoire de la myopie forte. Discuss.
à la Société néerlandaise d'opht. Amsterdam, 13 décembre 1896.
In *Ann. d'ocul.*, janv. 1897.

Hess. — Ueber neuere Fortschritte in der operativen Behandlung
hochgradiger Kurzsichtigkeit. *Zeitschr. f. prakt. med.,* 1897,
anal. in *Die Ophtalmologische Klinik,...* 1898.

Von Hippel. — Congrès d'Heidelberg, août 1895.

— Ueber die operative Behaudlung hochgradiger Kurz-

sichtigkeit. *Deusche medecin. Wochenschrift,* 1897, p. 395 à
400.

Hirschberg (Berlin). — Ueber die Verminderung der Kurzsichtigkeit durch Beseitigung der Crystall-
Linse. *Centralbl. für Augenh,* 1897.

— Congrès de Moscou, 1897. *C. R.,* p. 172.

Herzog (de Grandenz). — Congrès de Moscou, 1897. *C. R.,* p. 170.

Lagrange. — Traitement de la myopie par l'extraction du cristallin transparent. *Soc. méd. et chir. de Bordeaux,*
17 juillet 1896. In *Arch. d'opht.,* 1897, p. 51.

— Même soc., 24 décembre 1897. In *Ann. d'ocul.,* mars
1898.

— Même soc., 14 janvier 1898. In *Ann. d'ocul.,* mars
1898.

Landolt. — Réfraction in *Traité* de Wecker et Landolt, 1887,
T. III.

Lagleyze. — La question de l'extraction du cristallin transparent.
Cliniq. opht., août 1895.

Lang. — Soc. opht. du Royaume-Uni, 31 janvier 1895. In *Ann.
d'ocul.,* I, 1895, p. 123.

Lawford. — Discussion du traitement opératoire de la myopie
forte. Sect. opht. de Brit. med. Ass. Carlisle, juillet 1896.
Brit. med. journ., 1896, t. II, p. 631.

Little. — Discussion du traitement opératoire de la myopie forte.
Sect. opht. de Brit. med. Ass. Carlisle, juillet 1896. *Brit.
med. journ.,* 1896, t. II, p. 631.

Leber. — Bemerkungen über die Sehschärfe hochgradig myopis-
cher Augen vor und nach operativer Beseitigung der Linse.
Arch. für opht., XLIII, p. 218-251. Analysé dans *die ophtalmologische Klinik.,* 1898.

Logetchnikow (Moscou). — Congrès de Moscou, 1897. *C. R.,*
p. 168.

Marshall. — Soc. opht. du Royaume-Uni, 31 janvier 1895, In
Ann. d'ocul., I, 1895, p. 123.

Matkawicz (Zagreb). — Congrès de Moscou, 1897. *C. R.,* p. 170.

Magen. — Der heulige Stand der operativen Behandlung hochgradiger myopie nach Fukala Wiener med. Wochenschrift, 1898. In *opht. Klinik*, 1898.

Maxwell. — Sect. opht. de Brit. med. Ass.; Carlisle, juillet 1896. *Brit. med. journ.*, 1896, II, p. 635.

Maréchal. — *Thése*, Paris, novembre 1898.

Martin. — Valeur réfractive du cristallin chez les myopes. *Revue gén. d'opht.*, janvier 1893, p. 22.

Mauthner. — Optichen Fehler der Augen, 1876, pp. 233, 429 et 430.

Motais. — *Bull. de la Soc. d'opht.*, 1890.

Mohr. — Ass. roy. des médecins de Budapest, 13-20 novembre 1897. Anal. dans la *Clin. opht.*, janvier 1898.

Mooren. — Die operative Behandlung d. natural u. kunstl. gereiften Staarformen. Wiesbaden, 1894, p. 23-24.

— Die medicinische und operative Behandlung Kuzzsichtiger Störungen, 1897.

Ostwalt. — De la réfraction de l'œil myope à l'état d'aphakie avec remarques sur les avantage du choix uniforme du foyer antérieur de l'œil muni du cristallin comme point de départ pour toutes les mesures de la réfraction, même de l'œil aphaque. Lu à la Soc. d'opht. de Paris le 1er décembre 1891. *Bull. soc.*, 1891, p. 199.

Otto. — Beobachtungen über hochgradige Kurzsichtigkeit und ihre operative Behandlung. *Arch. f. ophtalm.*, XLIII, p. 323, 1897.

Panas. — Du traitement chirurgical de la myopie. *Acad. de méd.*, 29 décembre 1896. *In extenso* dans *Arch. d'opht.*, 1897, p. 65 et *Ann. d'ocul.*, janvier 1897.

Pansier. — Extraction du cristallin dans la myopie forte chez les vieillards, 1897. In *Clin. opht.*, 1897.

Parent. — *Bull. de la Soc. d'opht. de Paris*, 1891, p. 186 et 216.

Parinaud. — *Id.*, 1891, p. 183.

Pergens. — Correction de la myopie par l'aphakie. *Klin. monatsbl. für Augenh.*, février 1895. Résumé dans *Revue des Sc. méd.*, t. XLVI, et *Ann. d'ocul.*, 1895, I.

Pflueger (de Berne). — Congrés d'Heidelberg, 1892.

Pflueger (de Berne). — Traitement de la myopie par discission du cristallin transparent. Congrès de Rome, 29 mars à 5 avril 1895. In *Ann. d'ocul.*, 1894, I, p. 363.

— VIIIᵉ Congrès internat. d'opht. Edimbourg. In *Rev. gén. d'opht.*, septembre 1894.

— Cessation de la myopie forte par l'aphakie. *Bull. de la Soc. franç. d'opht.*, 1896.

— XIIᵉ Congrès internat. d'opht. Moscou, 1897. *C. R.*, p. 175.

Priestley Smith. — Discussion sur la myopie. LVIIIᵉ Congrès annuel de la *Brit. med. Ass.* Birmingham, 30 juillet 1890.

Pope. — Ablation du cristallin par la cataracte déterminée artificiellement dans un cas de myopie forte. *The Austral. med. Gaz.*, 1897. In *Presse méd.*, 1898, p. 213.

Rockliffe. — *Soc. opht. du Roy. Uni*, 31 janvier 1895. In *Ann. d'ocul.*, 1895, I, p. 123.

Rohmer. — *Soc. méd. de Nancy*, 7 juillet 1897. In *Presse méd.*, 1897, II-LXVIII.

Ruiz et Koenig. — Pathogénie et traitement de la myopie progressive. *Rec. d'opht.*, 1888. Analysé in *Rev. d'opht.*, 1888, p. 224.

Santos Fernandez. — Compte rendu du Congrès méd. d'Espagne, 1891. In *Ann. d'ocul.*, septembre 1891, p. 214.

Sattler. — Traitement de la myopie forte. XXIVᵉ Congrès d'opht. d'Heidelberg, 1895. Anal. in *Rev. Sc. méd.*, t. XLVIII, 1896, p. 660. *Ann. d'ocul.*, 1895, 2.

— *Soc. améric. d'opht.* New-London, 20 et 21 juillet 1898. Cité in *Ann. d'ocul.*, septembre 1898, p. 226.

Schmidt-Rimpler (Göttingue). — VIIIᵉ Congrès internat. d'opht. Edimbourg, 1894. *Rev. gén. opht.*, septembre 1894.

— XIIᵉ Congrès internat. d'opht. Moscou, 1897. *C. R.*, p. 170.

Schroeder. — *Saint-Pétersb. med. Wochenschrift*, n° 29, 1891.

Schroeder. — Traitement opératoire de la myopie forte par l'ex-

traction du cristallin normal (opération de Fukala). Ve Congrès
des méd. russes. Saint-Pétersbourg, 1893. In *Ann. d'ocul.*, 1894,
I, 374.

Schweigger. — Correction de la myopie par l'aphakie. *Soc. méd.
d'Heidelberg*, 1892, p. 115. Anal. dans *Arch.
d'opht.*, 1893, p. 184.

— De la correction de la myopie par l'extraction du
cristallin. *Soc. méd. de Berlin*, 2 mai 1893. *Deutsche med.
Wochens.*, 1893, p. 465, et *Ann. d'ocul.*, 1893, I, p. 393.

Sikloessy. — *Soc. méd. des hôp. de Bucharest*, janv. 1895. In *Ann.
d'ocul.*, 1895, I, p. 129.

Siklossy (aîné). — *Assoc. roy. de méd. de Budapest,*, 1897. In
Clin. opht., janvier 1898.

Siklossy (jeune). — *Assoc. roy. de méd. de Budapest*, 1897. In
Clin. opht., janvier 1898.

Stood (Barmen). — De l'opération de la myopie. Congrès des nat.
et méd. allemands. Dusseldorf, 19-24 septembre 1898. In *Clin.
opht.*, 20 octobre 1898, p. 236.

Tscherning. — Optique physiologique. Leçons de la Sorbonne.
Paris, 1898.

Thier (Aix-la-Chapelle). — *Soc. opht. d'Heidelberg*, 1892, p. 126.

— La discission dans la myopie très forte. *Deutsche med. Woch.*, 27 juillet 1893, In *Ann.
n'ocul.*, 1894, I, p. 78.

— VIIIe Congrès intern. d'opht. Edimbourg,
1894. Correction de la myopie élevée par
l'extraction du cristallin transparent. In
Rev. gén. d'opht., septembre 1894.

— Congrès de Heidelberg, 1895.

Truc. — Traitement chirurgical et curatif de la myopie dans les
myopies fortes et Kératocone. *Nouveau Montpellier méd.*, 1892,
p. 167.

Uhthoff (Breslau). — XIIe Congrès intern. opht. Moscou, 1897.
C. R., p. 171.

Vacher. — *Soc. d'opht. de Paris*, 17 mai 1890.

Vacher. — Traitement de la myopie progressive choroïdienne et prophylaxie du décollement de la rétine par l'extraction du cristallin transparent. *Soc. opht.* Paris, 3 novembre 1891. *Bull. de la Soc.*, p. 172.

— Congrès de la Société française d'opht., 1894. *Bull. de la Soc. d'opht.*, p. 123. In *Ann.. d'ocul*, 1894, I, 427.
— Juillet 1896. *Ann. d'ocul.*, p. 5.

— *Acad. de méd.*, 23 mars 1897. Résumé in *Presse méd.*, 1897, I, CXXVIII.

— XIIᵉ Congrès intern. d'opht. Moscou, 1897. *C. R.*, p. 160 et 176, et *Annales d'ocul.* 1897.

Valude. — Congrès d'Heidelberg, 1893.

— Congrès de la Soc. franç. d'opht. 1894. In *Ann. d'oc.*, 1894, I, p. 439.

Vignes. — *Soc. d'opht. de Paris*, 1ᵉʳ décembre 1891 ; *Bull. de la Soc.*, p. 189, 1891.

— XIIᵉ Congrès intern. opht. Moscou, 1897, 97. *C. R.*, p. 167.

Vossius (de Giefsen). — Weitere Mittheilungen ueber die operative Behandlung der excessiven Myopie. *Beiträge zur Augenheilkunde*, t. III, p. 765 à 782.

Wecker (de). — *Société d'opht. de Paris*, 3 novembre 1891 ; *Bull. Soc.*, 1891, p. 182.

— Congrès de la Soc. fr. d'opht., 1894. In *Ann. d'ocul.*, 1894, I, p. 439.

Watson. — *Soc. opht. du Roy.-Uni*, 31 janvier 1895 ; *Ann. d'ocul.*, 1895, I, p. 123.

Wray. — *Soc. opht. du Roy.-Uni*, 31 janvier 1895 ; *Ann. d'ocul.*, 1895, I, p. 123.

Widmark. — *Revue d'opht.*, 1894, p. 129.

Zanotti. — Du traitement opératoire de la myopie forte progressive par l'extraction du cristallin transparent. *Ann. d'ocul.*, février 1898.

CHARTRES. — IMPRIMERIE DURAND, RUE FULBERT.